プロブレムQ&A

許されるのか？　安楽死

［安楽死・尊厳死・慈悲殺］

■

小笠原信之・著

緑風出版

プロブレムQ&A

目次

プロブレムQ&A

Q1 日本でも安楽死が実行されているのですか? 8

最近、マスコミで「安楽死事件」が報道されました。ということは、日本でも安楽死が行なわれていて、中には許されるケースもあるということですか?

Q2 そもそも安楽死って、何ですか? 17

安楽死にも積極的安楽死と消極的安楽死があるそうですね。尊厳死とか自殺幇助という言葉も、聞いたことがあります。いったい、どこが違うのでしょうか?

Q3 オランダではなぜ、安楽死を法律で認めたのですか? 25

オランダは世界で最初に安楽死を国の法律で認めましたよね。なぜ、どんな内容の安楽死を認めたのですか? 国民性や歴史も関係しているのでしょうか?

Q4 カレン事件って何ですか? 36

アメリカで起きたカレン事件が安楽死問題に一石を投じたそうですね。植物状態の人の生命維持装置を外すことと安楽死の間に、どんな関係があるのですか?

Q5 アメリカなどでも、安楽死を法制化する動きがあるのですか? 44

アメリカやオーストラリアの一部の州で安楽死法が成立したり、しそうになったことがあるそうですね。どんなきっかけや背景があるのですか?

Q6 安楽死論議はいつからあるものなのですか? 54

医師のバイブル「ヒポクラテスの誓い」では、人命尊重を第一に掲げています。安楽死が議論されるようになったのは、いつごろからなのでしょうか?

Q7 文学などで安楽死はどんな描かれ方をしていますか? 62

トマス・モアの『ユートピア』や森鷗外の『高瀬舟』に、安楽死が登場します。古今東西の文学や著作で、安楽死はどんな取り上げ方をされていますか?

Q8 ヒトラーのナチスも安楽死を実行していたのですか? 72

「ユダヤ民族の抹殺」を掲げたナチス・ドイツは、ユダヤ人を迫害しただけでなく、心身障害者らも殺したそうですね。なぜなのですか?

Q9 日本の安楽死論議はいつごろ、どんな内容で始まりましたか？
日本は安楽死の先進国だ、と聞いたことがあります。どうしてなのでしょうか？どんな人たちがどんな議論をし、どんな歴史があるのかを教えてください。 82

Q10 安楽死を推進する人たちには、どんな理由があるのでしょうか？
人の命を断つ究極の選択を国の制度として認めさせるには、それ相当の根拠が必要だと思います。安楽死に賛成の人たちの根拠はどんなものなのですか？ 93

Q11 安楽死に反対する人たちは、なぜ認めようとしないのですか？
日本ではこれから高齢化がますます進みます。もしかしたら、安楽死は現実の課題になるかもしれませんね。反対派の言い分を教えてください。 103

Q12 死を自分で決めることは認められるのでしょうか？
どう生きるかは自分の自由なのだから、死ぬのも自分の自由ということなのでしょうね。でも、そう言われてしまうと、困ることはないのでしょうか？ 113

Q13 自殺は認めるのに安楽死に難色を示す人が多いのは、なぜですか？
日本では今、毎年三万人もの人が自殺をしています。もし、自殺を認めるなら、安楽死も認めざるをえないのではないでしょうか？ 125

Q14 安楽死の要件は必要・十分条件なのですか？
賛成・反対どちらの立場でも、安楽死の要件をかなり厳格に考えているようですね。安楽死要件の中身と、その問題点を教えてくれますか？ 133

Q15 本人が安楽死を望んでいることは、どのように確かめるのですか？
不治の病で苦しむ患者が「もう死なせてほしい」と訴えても、本心は「生きたい」ということが多いそうですね。本人の意思はどう確かめるのですか？ 143

Q16 本人の意思がはっきりしないときには、どう判断するのですか？
意識不明でリビング・ウィルも作っていない患者、あるいはボケた人や子供が、安楽死や尊厳死をするときには、どのようにして意思を確かめるのですか？ 150

Q17 安楽死は必ず医師が実行すべきものなのですか？
各国の法律や裁判で示された安楽死の要件には、医師の手によることが明記されているようですね。それはなぜですか？　医師でないといけないのですか？ —— 159

Q18 「滑りやすい坂」論って、何ですか？
安楽死に慎重な考えの人たちがよく使う「滑りやすい坂」論って、何のことですか？　実際に何か不都合なことが起きているのですか？ —— 169

Q19 末期患者の人工延命装置を外すのも、安楽死の一種ですか？
植物状態や末期の患者は人工延命装置があるから生きていられる面がありますよね。その装置を医師が外す行為も安楽死に含まれるのですか？ —— 177

Q20 〝もう一つの安楽死〟・セデーションとは何ですか？
がん末期患者に鎮静剤を打って意識レベルを下げるセデーションという措置があるそうですが、これもやりようによっては安楽死になりませんか？ —— 188

Q21 各宗教の立場では安楽死をどう見ているのですか？
キリスト教圏の国で安楽死の法制化や論議が先行しているようですね。キリスト教、仏教、イスラム教などの各宗教は、安楽死をどう考えているのですか？ —— 196

Q22 倫理学の立場では安楽死をどう考えているのでしょうか？
安楽死は人の命を他者の手で奪う行為ですから、倫理上最も重要なテーマの一つだと思われます。この課題に倫理学はどんな解答を与えてくれるのですか？ —— 204

Q23 安楽死について、世界の医師たちはどのような姿勢でいるのでしょう？
安楽死や尊厳死を実行するのは医師です。治療も含め、医師は重要な関わりをもっています。世界医師会などは安楽死問題にどんな姿勢なのですか？ —— 217

Q24 日本や各国の世論は安楽死・尊厳死をどう見ているのでしょうか？
新聞や調査機関で、この問題で世論調査をしているのでしょうか。何か結果が出ているものがあれば、紹介してくれますか？ —— 225

Q25
超高齢社会の日本では、安楽死も必要になるのでしょうか?
景気はどん底、高齢化は超スピードで進むということで、老人の医療費や介護などの社会的負担も大きく増えそうです。安楽死論議は必至でしょうか?
241

Q26
最後に、安楽死に対するあなた自身の意見を教えてくれますか?
安楽死の歴史や議論の中身はわかりました。でも、現実に直面したとき、どう考えたらいいのか迷います。参考までに筆者の意見が知りたいです。
249

資料　『プロブレムQ&A 許されるのか? 安楽死』参考文献一覧・257

本文イラスト=堀内　朝彦

Q1 日本でも安楽死が実行されているのですか？

最近、マスコミで「安楽死事件」が報道されました。ということは、日本でも安楽死が行なわれていて、中には許されるケースもあるということですか？

ここ十数年間に、日本では三つの事件が「安楽死事件《あんらくしじけん》」としてマスコミ報道されました。そうした報道に接していれば、日本でも安楽死が行なわれているのかと思っても不思議《ふしぎ》ではありません。でも、これら三つの事件は安楽死事件と言えるものではありません。専門家らの間で考えられている安楽死の要件を、まったく満たしていないからです。したがって、質問への答は「ノー」であり、社会の表面に現われた本当の安楽死事件はまだ一つもありません。

このような誤解《ごかい》を招く報道が、いつまでも続いているのは困ったものです。世界一の超高齢社会《ちょうこうれいしゃかい》の到来《とうらい》を目前にひかえ、そう遠からず日本でも安楽死の国民的議論が必要になるはずです。でも、正しい認識がなければ、きちんとした議論を積み重ねることができません。また、今や日本のかなり先を行く国際的な安楽死論議の中身も、きちんと理解できなくなります。ここで三つの事件の報道を検証し、問題点を考えてみることにします。まずは各事件の概要《がいよう》を紹介します。

［東海大学医学部付属病院事件］

一九九一年四月一三日発生。神奈川県伊勢原市の東海大学医学部付属病院の助手が、昏睡状態《こんすいじょうたい》にある末期の多発性骨髄腫《たはつせいこつずいしゅ》の男性患者（当時五八歳）に、塩化カリウム液など心臓停止の副作用がある二種類の薬物を静脈注射《じょうみゃくちゅうしゃ》し、まもなく心不全《しんふぜん》で死亡させました。患者本人の苦しそうな様子を見て耐えられなくなった家族の要請《ようせい》に応じた、というものでした。日本ではこれ以前に六件の同種事件判例がありますが、いずれも近親者《きんしんしゃ》が行為者でした。この事件は医師が関与した初のケースです。

事件は翌月に発覚、九二年一月に書類送検され、九二年七月三日、殺人罪で助手が横浜地裁に起訴《きそ》されました。九五年三月二八日、同地裁で懲役《ちょうえき》二年、執行猶予《しっこうゆうよ》二年の有罪判決が出され、確定しています。この判決で松浦繁《まつうらしげる》裁判長は、積極的安楽死を実行した医師が罪に問われないための四要件（①患者に耐えがたい肉体的苦痛がある、②不治で死期が迫っている、③肉体的苦痛の除去《じょきょ》に方法を尽くし、他に代替《だいたい》手段がない、④生命の短縮を承諾《しょうだく》する患者の明示的意思表示《めいじてきいしひょうじ》がある。↓Q14）と

多発性骨髄腫

ウィルスや細菌などの異物を排除する抗体（免疫グロブリン）を産生する形質細胞に発生するがんの中で、最も多いタイプ。骨髄でがん細胞が周りの骨を破壊しながら増え続けるので、腰、背中、肋骨《ろっこつ》などで骨が痛んだり、全身の骨が折れやすくなる。体の倦怠感《けんたいかん》、めまい、頭痛なども伴う。男性の高齢者に多い。

塩化カリウム

無色または白色の結晶。水に溶けやすく、清涼飲料水、粉ミルクなどに添加されたり、利尿薬、点滴用の栄養剤などに使われている。筋肉の収縮に関わり、高濃度のカリウムが血中に入ると、心停止を引き起こすことがある。

延命治療《えんめいちりょう》中止の要件（→Q2・Q19）を明らかにし、注目されました。これらが日本で安楽死を考える際の基本的な手がかりとなっているので、別項でさらに詳しく紹介します。

［京都・国保京北病院事件］

一九九六年四月下旬発生。京都府の京北町《けいほくちょう》の町立病院・国保京北病院の院長が、末期がんでけいれん状態だった男性患者（当時四〇歳代後半）に筋弛緩剤《きんしかんざい》を点滴《てんてき》に混ぜて投与し、患者はまもなく死亡しました。病院は患者死亡の一か月後の五月二七日に地元の町へ事実関係を連絡、マスコミは六月初旬にこの事件を一斉に取り上げました。

事件発覚後の記者会見で、あるいはマスコミの取材に対して院長は、患者にがんの告知《こくち》をしておらず、筋弛緩剤の投与は患者の苦悶《くもん》の表情を取るために院長独自に判断して行ない、投与事実はマスコミ取材を受けた直後に患者の妻に話したと言っています。過去に致死量《ちしりょう》を超えるモルヒネを別の患者に投与した経験があることも、院長は明らかにしています。京都府警が殺人罪の疑いで書類送検をしましたが、京都地検は患者に死が迫っており、筋弛緩剤投与が患者を死なせたと

筋弛緩剤

手術時に気管に管を入れたり、けいれん性まひの治療などの際に、筋肉の緊張を緩めるために使われる。投与によって呼吸筋が止まると、死に至る危険がある。人工呼吸器を装着していれば死亡はなく、成分は時間の経過とともに分解され、体外に排出される。効き目の強いものは薬事法で「毒薬」に指定されている。（「Mainichi INTERACTIVE ことば」より）

立証することが難しいと判断し、院長を不起訴処分《ふきそしょぶん》にしています。

［川崎協同病院事件］

一九九八年一一月一六日発生。神奈川県川崎市の川崎協同病院で、気管支喘息《きかんしぜんそく》の発作で二週間前に入院して意識が無かった公害病患者（当時五八歳）に対し、主治医が患者の自発呼吸の気道を確保する気管内チューブを抜き、二種類の鎮静剤《ちんせいざい》を投与したうえ筋弛緩剤を投与、患者が死亡しました。事件から約三年後の二〇〇一年一〇月、病院内の内部告発《ないぶこくはつ》で表面化し、病院は同年四月一九日に事件を公表し、神奈川県警に届け出ました。二〇〇二年一二月四日、同県警は主治医を殺人の疑いで逮捕、同年一二月二六日、横浜地検が同医師を殺人罪で横浜地裁に起訴しました。

裁判は一審係争中であり、弁護側は「筋弛緩剤は希釈《きしゃく》して点滴投与したので、体内に入った量は一アンプルの四分の一から三分の一にとどまる。患者の死と筋弛緩剤投与との因果関係《いんがかんけい》はなく、家族の要請で治療行為を中断した」と殺意を否認し、検察側は冒頭陳述《ぼうとうちんじゅつ》で「患者家族の人的・経済的負担を除こうとして死なせることを決意した」と指摘しています。

モルヒネ

アヘンの主成分のアルカロイド。無色の結晶で、痛覚だけを抑制するので、塩酸塩を鎮痛・鎮静薬として用いる。習慣性が強く、便秘などの副作用もある。大量に用いれば有毒。がん末期の疼痛《とうつう》にも、WHO（世界保健機構）の指針どおりに用いれば九割以上鎮痛できる。

公害病患者

一九七三年に成立した「公害健康被害補償法」に基づく患者。深刻な大気汚染による健康被害者の迅速《じんそく》な救済が目的で、東京二三区や川崎市などの地域指定をし、それら地域でぜんそくなどの気管支系疾患にかかった患者の医療費・障害補償費を、汚染企業と国が負担している。その後、汚染が改善されたとの理由で、八七年に地域指定が解除され、新規の患者が認定されなくなった。

前の二つの事件はすでに法的に確定しましたが、川崎協同病院の一件はまだ一審判決も出ていません。軽々しく内容を断ずるのは慎《つつし》もうと思いますが、それでもこの三つの事件には内容面で共通点が多いことに驚かされます。

まず、いずれも事件発生と発覚との間に時間的ずれがあることです。前の二件は発生一か月後に、もう一件は三年後に事実が明らかになっています。川崎の例では事件のもみ消しを病院組織として行なっていたことを、病院幹部が記者会見で認めています。こうしたことから、病院側でも事件を後ろめたいものとして捉《とら》えていたと推測されます。その点は、前の二例も同じです。

次は、いずれも送検や起訴の罪状が「殺人」になっていることです。公権力がなぜ、これらの医師の行為を殺人と考えたのかを考えてみましょう。

三件の患者はいずれも事件当時、昏睡《こんすい》状態に陥《おちい》っていました。意識が無いのですから、自分の意思を表明できる状態ではありませんでした。医師が勝手に判断し、実行してしまったのです。医師の手で積極的な処置を施《ほどこ》して患者を死に導く「積極的安楽死」は、大前提として患者本人の真摯《しんし》で継続《けいぞく》した要請があって成り立ちます。でも、昏睡状態の患者は自分の意思を表明したくてもできません。また、

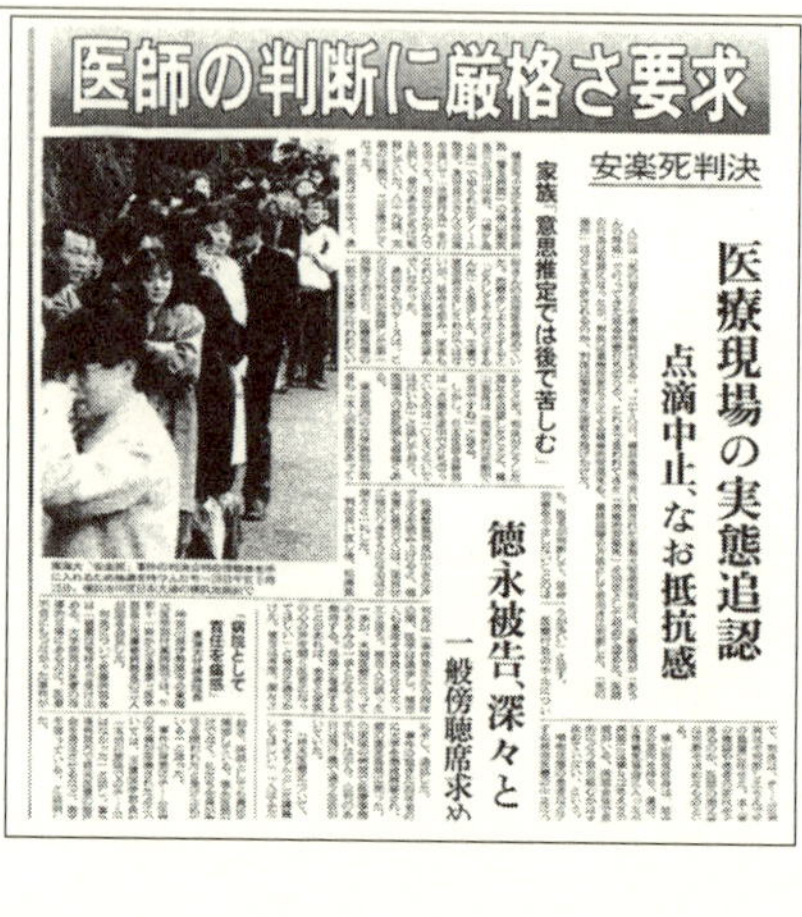
医師の判断に厳格さ要求
安楽死判決
医療現場の実態追認
点滴中止、なお抵抗感
家族「意思推定では後で苦しむ」
徳永被告、深々と
一般傍聴席求め

東海大「安楽死」裁判を報じる新聞（『朝日新聞』一九九五年三月二八日付夕刊）

三人の患者が日頃から安楽死を希望していたという話もまったくありません。

さらに、最善の除痛措置《じょつうそち》を尽くした末になお、耐えがたい肉体的苦痛があることも、大事な要件です。でも、昏睡状態の患者は苦痛を感じていないというのが医学的な見方です。つまり、患者は苦痛に喘《あえ》いでいたとは言えないのです。東海大学事件では、患者が昏睡に陥る前の除痛も不十分であったことが指摘されています。

また、不治の病にかかり、かつ死期が迫っていることも、「積極的安楽死」には必要です。川崎の事件では、気管支喘息の発作で患者が病院に運ばれてきた時には心肺停止《しんぱいていし》状態でしたが、蘇生術《そせいじゅつ》により心臓が動き出し、自発呼吸も取り戻していました。呼吸や血圧も安定していたと見られ、死期が差し迫っていたとは言えない状態だったようです。人工呼吸器を取り外した後に、自発呼吸の気道がつまらないように気管内チューブを取り付けていたのですが、主治医はそれを外し、「治療の中止」を単独の判断で行なっています。

こと細かに点検してゆけば、まだまだ問題点は挙げられます。結局、いずれの事件も安楽死の要件をほとんど満たしていないことが明らかです。そこで公権力は、三事件の医師の行為を殺人行為と見たわけです。ところが、マスコミ報道は毎度、「安楽死事件」として騒ぎ立てました。こうした報道に接するたびに私は

除痛措置
WHOはがん疼痛治療の指針を八六年に出している。これはどの国でも入手しすい薬を用いた効果的な除痛法を示したもので、痛みを三段階に分けている。第一段階では一般的な非オピオイドの鎮痛薬、次にコデインなどの弱オピオイド薬、強度の痛みにはモルヒネなどの強オピオイド薬を用いる。このほかの除痛措置として、手術時の麻酔や痛みの伝わりを遮断《しゃだん》する神経ブロック療法などがある。

蘇生術
救急時の心肺蘇生術のこと。呼吸や心臓がとまったときに、胸を一定のリズムで押し、口から息を吹き込む。CPR（cardiopulmonary resuscitation）ともいう。

ジャーナリストの一人として、何とかならないものかと思い続けてきました。こんな気持は、心ある医療関係者の間にもあるようです。京都大学医学部名誉教授の星野一正《ほしのかずまさ》は、東海大学事件報道について次のように述べています。

「マスコミは、『東海大学の安楽死事件』あるいは『東海大学のいわゆる安楽死事件』と報道してしまった。筆者は、多くの報道記者に『安楽死ではないから安楽死という言葉は使わないように』と最初から頼み続けたが、ほとんどの紙上では安楽死という表現が使われていた」（『時の法令』一五一四号、九六年一月三〇日発行）

東海大学事件では、横浜地裁の初公判で弁護側は医師の行為を「安楽死に準ずる行為」と主張して争い、判決でも安楽死の要件が改めて示されました。こうして「安楽死」を巡《めぐ》って争われはしたのですけれど、判決では同時に殺人であることを認めているのです。新聞などが第一報で報じるときには、より客観的事実に近い見出しを心がけるべきでしょう。

次の京都の事件でも、マスコミは「安楽死」と騒ぎ立てました。「末期がん患者『安楽死』」（九六年六月七日付朝刊『朝日新聞』）という具合です。ところが、翌朝の『朝日新聞』社説にはこんな見出しの主張が登場しました。「これは『安楽死』ではない」。東海大学事件の判決で出された要件に基づいて事件を点検し、安楽死に該当《がいとう》しないことを指摘した内容です。それでいて、その後の同紙の続報報道では、相変わらずの「安楽死」のオンパレードです。こんな迷走《めいそう》ぶりは、他紙も似たり寄ったりでした。

最後の川崎の事件について、私は各新聞のインターネット版紙面（二〇〇一年四月二〇日・二一日）で見出しを調べてみました。すると、次の二つのグループに分かれることが明らかになりました。

①「川崎の『安楽死事件』」（『朝日新聞』）、「川崎『安楽死』」（『読売新聞』、時事通信）、「『安楽死』事件」（共同通信）、「川崎安楽死事件」（『日経新聞』）

②「筋弛緩剤事件」（『毎日新聞』『東京新聞』）、「川崎の筋弛緩剤投与事件」（『河北新報』）、「筋弛緩剤投与し、患者を死なせる」（『神奈川新聞』）

②グループの社の少なからぬ登場に、マスコミ内部での認識の改善が見られますが、まだ十分ではありません。①グループでは、日経新聞以外は安楽死にカギカッコをつけて、「いわゆる」という含みを持たせています。日経の扱いは論外

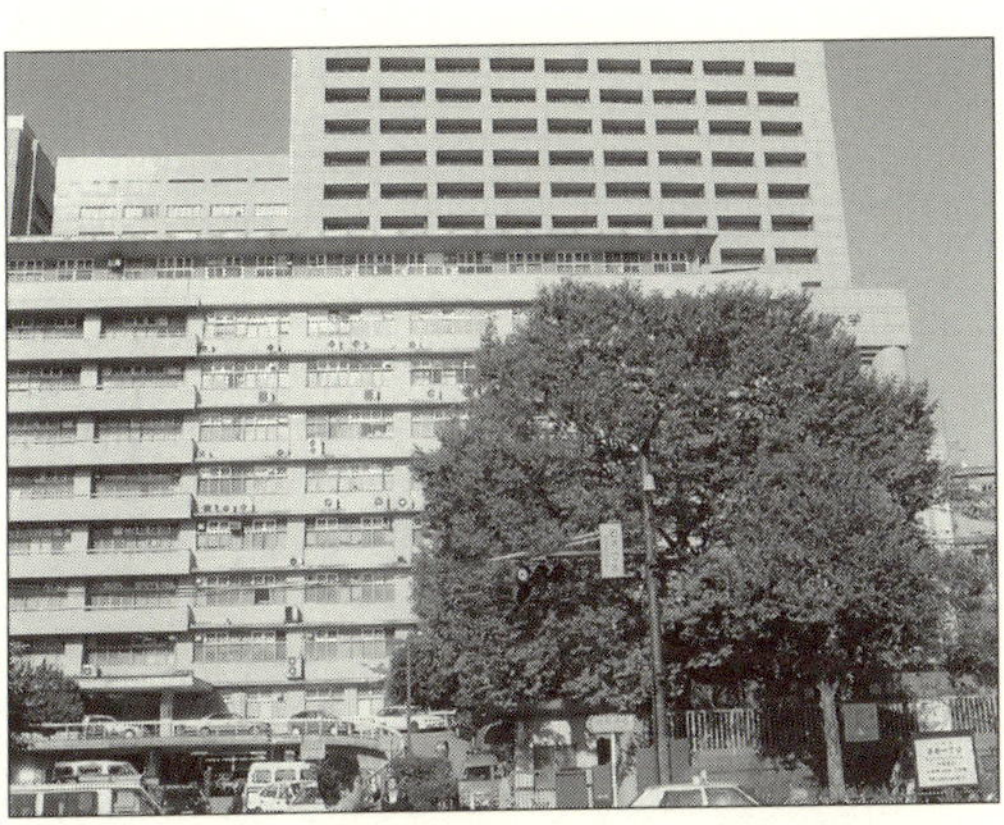

安楽死で悩める病院（イメージ画像）

ですが、カッコをつけても読者に誤解を招くことに変わりありません。続報でやはり安楽死の要件に該当しない事実を指摘した記事が多いことも考え併《あわ》せれば、カッコは新聞社側の逃げに過ぎません。正確な事実を知らせるという、報道の本旨に則って考えれば、②グループのように「筋弛緩剤」を前面に出すべきでしょう。

好意的に推測すれば、①グループの新聞では医師や患者家族のやむにやまれぬ心情に憐憫《れんびん》の情を持ち、そのニュアンスも入れたかったのかもしれません。でも、医師の行為が外形的には刑法の殺人に当たる行為であることは間違いありません。その内実を汲《く》んでも「慈悲殺人《じひさつじん》」と表現すべきものでしょう。

現在広く論議されている安楽死は、けっして慈悲殺人と同一とは言えません。医師の手によること、不治の病の末期患者が耐えがたい苦痛を訴えていること、本人の自発的意思にもとづくことなど、各国の文化的、社会的事情なども考慮した、さまざまな要件が考えられ、安易な実施を戒《いまし》めています。学問的にも、素朴《そぼく》な両者同一視を脱し、きめ細かな考察が積み重ねられています。それらの条件から外れる事例を「安楽死」呼ばわりすることは、厳しく慎まなくてはいけません。まずは、マスコミが両者をしっかりと分けて扱うこと。これが今後の国民的議論の土台作りに、とても大事なことだと私は考えます。

Q2 そもそも安楽死って、何ですか？

安楽死にも積極的安楽死と消極的安楽死があるそうですね。尊厳死とか自殺幇助という言葉も、聞いたことがあります。いったい、どこが違うのでしょうか？

「安楽死」はギリシャ語の「ευθανασια」（良き死）に由来する言葉です。英語の「euthanasia」は、フランシス・ベーコンが一七世紀に『学問の進歩』（一六〇五年）の中で用いたのが始まりです。戦前の日本では「安死術」という訳語が一般的だったようですが、『リーダーズ・ダイジェスト』日本版の一九四八年八月号でセルウイン・ジェームスの「安楽死『慈悲の介錯《かいしゃく》』は悪いか」という論文に初めて「安楽死」という訳語が登場し、戦後の日本社会に広まりました。

安楽死とそれに関連する言葉は、時代、社会、あるいは医療、哲学、倫理学、法律学などの各分野、さらには論者によっても、さまざまな意味を持たされてきました。現在、国際的にも日本国内でも、それぞれの用語についての確定的な定義はありません。ここでは、世界でほぼ認められてきている、いわば現時点での

安死術

安楽死は自然死ではなく「死なせる」ことなので「安死術」のほうが適切だ、という見方が戦前は強く、戦後も刑法学者の植松正はこちらを好んで用いた。

「最大公約数」的な説明をしておこうと思います。

「安楽死」と聞いたとき、あなたはどんなイメージを思い浮かべますか。まずは、何らかの苦痛にあえぐ人を、他者の手で楽に死なせてあげるという中身を、思い浮かべるのではないでしょうか。この点で、自らの命を断つ自殺とは明らかに違います。次に、「死なせてほしい」「楽にしてほしい」という患者本人の要請があることも必須条件《ひっすじょうけん》でしょう。そして、医師か誰かが致死的な薬物を飲ませるなどの行為も含まれるはずです。

実はこれが、一般に「安楽死」と言われ、学問的には「**自発的積極的《じはつてきせっきょくてき》安楽死**」と言われるもののごく大まかな内容です。「自発的」というのは死ぬ患者本人の自発的意思にもとづくという意味で、「積極的」というのは他者が薬物投与などの作為的行為により死期を急速に早めるということです。前者は本人の意思に関わり、後者は実行者の行為に関わる問題です。この二つを軸に、さらにその安楽死行為が何を目指しているのかという観点を加えれば、さまざまな安楽死と、安楽死にまつわる概念《がいねん》の分類が可能になります。

まず、「自発的」に対しては、「非自発的」な安楽死もあります。「自発的」は

安楽死の種類

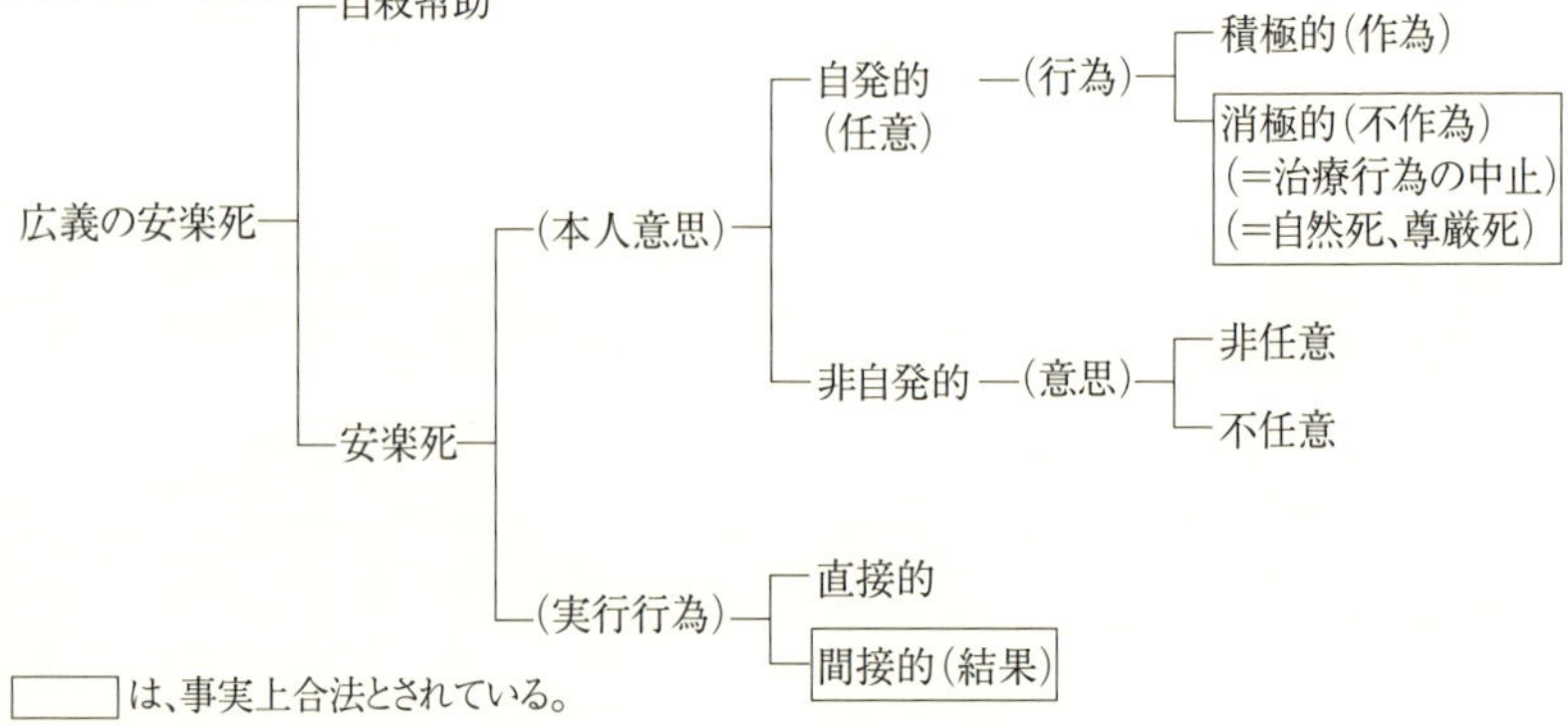

□は、事実上合法とされている。

「任意《にんい》」（voluntary）とも言われ、それに対して「非任意」（non-voluntary　患者本人が望んでいるかどうか不明）「不任意」（involuntary 本意でない。患者本人が望んでいないのに強制的に行なう）の安楽死があります。たとえば、**「非任意安楽死」**は痴呆《ちほう》や植物状態などで患者の意思が外部から確かめられない場合、**「不任意安楽死」**はナチス・ドイツが「価値なき生命」の抹殺《まっさつ》をスローガンに行なった精神障害者の殺害などが該当します。

次に、「積極的」の対として「消極的」が考えられます。**「消極的安楽死」**は**「不作為安楽死《ふさくいあんらくし》」**とも言われ、あえて行動を起こさないがために患者を死なせるという場合で、現在では具体的に「治療行為の中止」を指すようになっています。それに伴い、「消極的安楽死」という言葉は使われなくなってきています。**「治療行為の中止」**は死を意図する行為ではないので、安楽死の一種と誤解されるような表現を避けようとの配慮《はいりょ》からです。日本では、一九九五年に東海大学付属病院事件の横浜地裁判決で松浦繁裁判長が、自発的積極的安楽死の要件とともに、この「治療行為の中止」の要件を明らかにしています。

その中で松浦裁判長は、「治療行為の中止は、患者の自己決定権と医師の治療義務の限界を根拠に許されると考えられる」と根拠《こんきょ》づけています。患者には自己決定権があり、医師も治療を無際限《むさいげん》に続ける義務はないというのです。その上で、安易《あんい》な実施に釘をさすのも忘れていません。「患者の自己決定権は、死そのものを選ぶ権利、死ぬ権利を認めたものではなく、死の迎え方ないし死に至る過程についての選択権を認めたに過ぎず、早すぎる安易な治療の中止を認めることは、生命軽視の一般的風潮をもたらす危険がある……」。つまり、死ぬ権利があると認めたのではない、死の迎え方の問題なのだというのです。そこで、この実施には、患者が不治の病で末期状態にあることを第一の要件に挙げています。

　これはたとえば、がんなどの末期患者がいたずらに死期を引き延ばすだけの延命治療を拒否し、自然の状態で安らかな死を迎えようとするものです。そのため、「**自然死**《いぜんし》」とか「**尊厳死**《そんげんし》」とも呼ばれています。むしろ、「尊厳死」の方が一般になじみがあることでしょう。尊厳死の概念が一般に浸透《しんとう》して支持者を増やしてきた背後には、過剰な末期医療への強い批判が横たわっています。

　人工呼吸器や心拍蘇生装置《しんぱくそせいそうち》、栄養補給などの数多くのチューブやコードにつながれたまま悲惨な最期《さいご》を迎える「スパゲッティ症候群《しょうこうぐん》」に対する、根本的批判があるのです。いまわの際に身内との最後のお別れもできない、そんな非人間的な最期を迎えたくない、安らかで人間らしい尊厳ある死を迎えたいという願いが、

患者の自己決定権

　自立した個人は他者の権利を侵害しない限り、自らの自由意思に基づき自分の望む選択や決定、行動をしてよいとする考えが、医療現場でも患者側の権利として認められるようになってきた。詳しくは→Q12。

治療行為の中止＝尊厳死を求めさせたと言えます。これは、一九七五年にアメリカで起きた「カレン事件」をきっかけに大議論となり、今では広く承認されるようになった考えです。その流れは、別項（↓Q4）で詳しく紹介します。

ただし、注意しなくてはいけないのは、治療行為の中止という意味での「尊厳死」は狭義《きょうぎ》のものだということです。論者によってはもっと広い意味で使うことがあります。患者の中には、最後の最後まで諦《あきら》めずに闘病を続ける、苦しくともファイティング・スピリットを燃やし続け、その果てに燃え尽きたいと思っている人も、きっといることでしょう。それもまた、その人らしい尊厳のある死と言えましょう。何を「尊厳」と見るか、どんな死に方に本人が納得するかによって、「尊厳死」の意味は異なってくるのです。

実行者の行為に関わる安楽死概念の分類ではもう一つ、「**間接的安楽死**」あるいは「**結果安楽死**」というのがあります。たとえば、患者の苦痛を取るために、それが生命を短縮することを知りながら多量のモルヒネを打ち続け、その結果患者の生命を短縮してしまったという場合です。生命短縮を意図しなかった行為が、結果的に、あるいは間接的・副次的《ふくじてき》に生命を短縮してしまった例です。実際に一九五七年にイギリスで、疼痛《とうつう》に苦しむ患者に薬剤を投与して殺人罪に問われた医

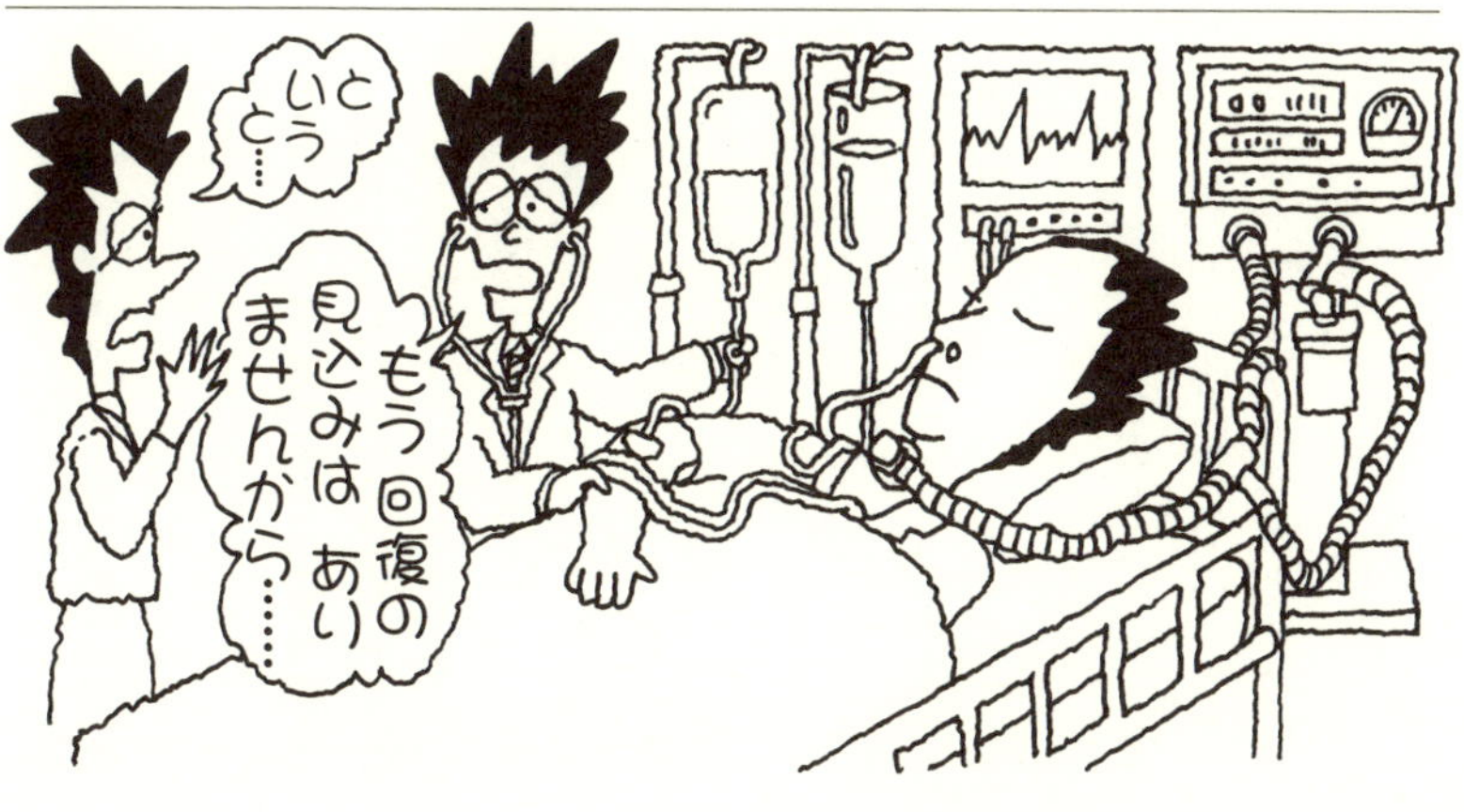

師が無罪になった判例があります。以後、この「ダブル・エフェクト」（二重効果）の原理が認められ、治療行為の範囲内の許される行為と考えられています。

安楽死を考える際に忘れてはならない重要な概念が、もう一つあります。「自殺幇助《じさつほうじょ》」です。これは患者の要請にもとづいて医師が致死的な薬物などを処方し、患者がそれを用いて自らの命を絶つことを指します。行為主体は患者本人なのです。現状の安楽死論議や法制化の中では、自発的積極的安楽死と自殺幇助の二つを安楽死と捉えることが多いです。この二つに絞《しぼ》って、一定要件の下にそれらを法的に許し、実行に関わった医師を免責《めんせき》すべきかどうかが、大きな論点になっています。逆に言えば、この二つ以外の概念は安楽死とは考えられていないことが多いのです。

事実、一九九五年七月にオーストラリアの北部準州で成立し、九六年七月から施行された世界初の安楽死容認法は、積極的安楽死と医師による自殺幇助を認めるものでした。この法律は九七年三月に無効となりましたが、二〇〇一年四月にオランダで成立した、国として世界初の安楽死法、翌二〇〇二年五月に成立したベルギーの安楽死法でも、医師の手による自発的積極的安楽死と自殺幇助の両方を認めています。

ダブル・エフェクト(double effect)

二重効果、あるいは二重結果の原理という。中世の哲学者トマス・アクィナスが初めて成文化したといわれる。自己防衛や戦争による殺人の正当化に用いたもので、自己の命を救う第一次的目的のために二次的に相手を死なせてしまう、予測不可能な結果を招くのは、殺人を一切禁ずるキリスト教の教えにそむかず、例外的に認められると考えた。医療では英国の判例以降、用いられるようになり、日本では東海大学病院事件の横浜地裁判決で「こうした行為は主目的が苦痛の除去・緩和にある医学的適法性をもった治療行為の範囲内の行為とみなし得ることと、たとえ生命の短縮の危険があったとしても苦痛の除去を選択するという患者の自己決定権を根拠に許されるものと考えられる」と是認している。

さて最後に、先ほど指摘しておいた「その安楽死行為が何を目指しているのか」という視点から安楽死概念の整理も行なっておきます。安楽死は直接的には苦しむ患者の生命を絶つ行為です。問題は、なぜ生命を絶つのか、その理由です。宮川俊行《みやかわとしゆき》は、「人が何を無意味な生存として拒否しようとしているのか」という観点から、安楽死を次の四つに類型化しています（『安楽死の論理と倫理』東京大学出版会）。

①**尊厳死《そんげんし》**……非理性的・非人格的な人間生命のあり方を無意味として、その生存を拒否しようとする

②**厭苦死《えんくし》**……激しく耐えがたい、しかも鎮静の可能性のない身体的苦痛に伴われた人間生命のあり方を無意味として、拒否しようとする

③**放棄死《ほうきし》**……家族などの連帯者や共同体にとって、その生命主体との連帯があまりに重い負担や犠牲を負わせるので、その生命を無意味として放棄する

④**淘汰死《とうたし》**……共同体全体の存続・発展のために、その生命を無意味と見て排除する

世界初の安楽死容認法
詳しくは→Q5。

安楽死の理由

安楽死の理由
- 尊厳死
- 厭苦死
- 放棄死
- 淘汰死

これらは純粋な理念型で、現実の事例にはこれらの幾つかの要素が重なり合っているといいます。がん末期患者が肉体的苦痛にあえいで安楽死を訴える②のケースでも、医療費や介護など家族の物心両面の負担を思えば③の要素が入る可能性もあるわけです。また、①の尊厳死は、理性ある人格が前提にあることがわかります。となると、精神活動面で「劣る」と見られる植物状態の人や精神障害者らの生命存在を、軽く見てしまう恐れなしとは言えない面もあります。

Q3 オランダではなぜ、安楽死を法律で認めたのですか？

オランダは世界で最初に安楽死を国の法律で認めましたよね。なぜ、どんな内容の安楽死を認めたのですか？　国民性や歴史も関係しているのでしょうか？

二〇〇二年四月一日、オランダで積極的安楽死と自殺幇助を認める「要請にもとづく生命の終焉《しゅうえん》と自殺幇助の法律」（オランダ安楽死法）が発効しました。国としては世界初の安楽死法であり、二〇〇〇年一一月にオランダ議会下院で、二〇〇一年四月に上院で可決されていたものです。このニュースは世界中に衝撃《しょうげき》をもって受けとめられました。しかし、オランダでは三〇年ほど前から国民的な議論と実践を積み重ねてきており、九三年からは実質的に安楽死を認めていました。まずは、こうした独自の取り組みを理解する必要があります。流れを追ってみましょう。

〔歴史〕

オランダで安楽死が国民的議論になったきっかけは、ある女医の事件でした。

一九七一年、医師のポストマは致死量のモルヒネを実母に注射して死なせたのです。実母は脳出血の後遺症《こういしょう》でマヒや難聴《なんちょう》、言語障害《げんごしょうがい》に苦しみ、何度も自殺を図っては失敗し、娘に「死なせてほしい」と訴えていました。ポストマは警察に自首し、殺人罪で起訴されました。この事件が公表されると、友人や知人、多くの一般市民らから同情と支持が寄せられました。ポストマと同様な体験をもつ開業医らは、その体験を公開状にして法務大臣に提出しています。

判決は七三年、レーワルデン裁判所で出され、「懲役一週間、執行猶予一年」という、実質は無罪のものになりました。また、判決では専門検査官の提唱をもとに、安楽死を容認する四要件——①患者が不治《ふち》の病であること、②肉体的苦痛が耐えがたいものであること、③患者自身の要請があること、④医師が実行すること——を示しました。これを機に、この要件に合う安楽死事件には次々と無罪判決が出されるようになりました。

また、ポストマ医師を救う運動が発展して「オランダ自発的安楽死協会」（NVE）が発足、刑法の改正を目指す運動を始めました。さらに、法律家が中心になって「自発的安楽死財団」が設立されて啓蒙《けいもう》が活発に行なわれ、王立オランダ医師会（KNMG）も七三年、「医師の義務の相克《そうこく》」があった場合には、刑法上の

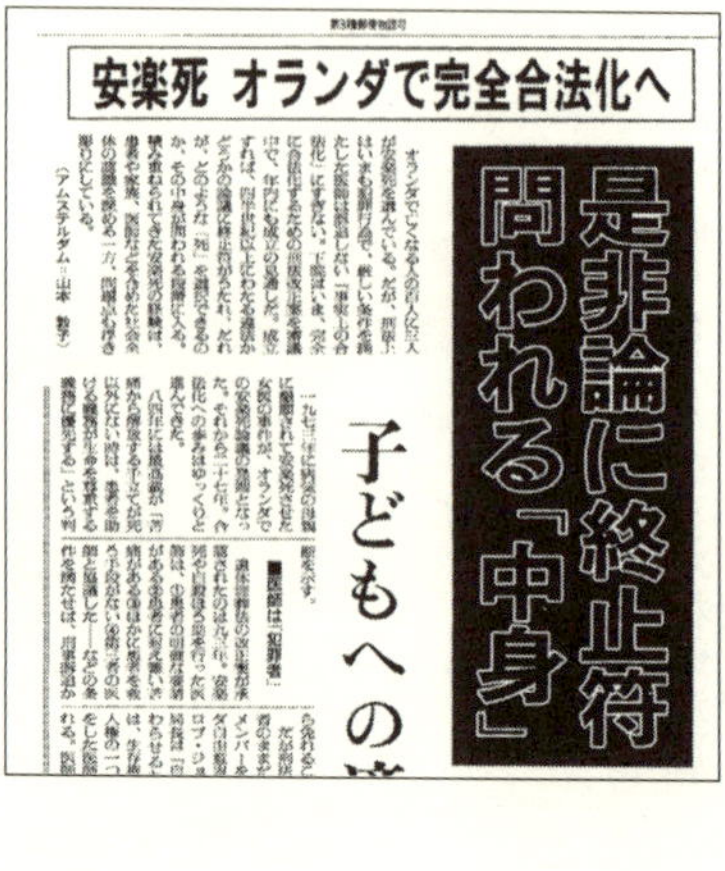
安楽死 オランダで完全合法化へ
是非論に終止符
問われる「中身」
子どもへの

安楽死の合法化を報じる新聞（『朝日新聞』二〇〇一年五月三〇日付）

緊急避難

刑法では、自分か他人の生命・身体・自由・財産に急迫した危難を避

緊急避難《きんきゅうひなん》として違法性阻却《そきゃく》を認めるよう求める声明を出しました。

安楽死は違法であり法を犯してはいけない、しかし患者の苦しみを救おうとする医師は治癒不能な患者の最後の願いも無視できない、この二つの義務のせめぎあいに悩んで自発的安楽死を実行した場合には「不可抗力により犯罪に及んだ者は罰せられない」という「緊急避難」を適用し、医師を無罪にすべきだ、というのです。

それから約一〇年、オランダの安楽死はさらに大きく前進します。一つは、「安楽死」が初めて最高裁にかけられたことです。九四歳、動脈硬化症《どうみゃくこうかしょう》で飲み食いもままならず、難聴で目も見えない女性患者が、安楽死を希望するリビング・ウィルを書いていました。病状が悪化して一時昏睡《こんすい》状態になり、数日後に意識が戻った時、医師に「もう、この状態で生き続けたくない」と訴え、それを受け入れて死なせた医師が自首し、起訴されました。これは最高裁まで争われ、最高裁は、アムステルダム高裁が「緊急避難」を認めなかったのは誤りだとして、ハーグ高裁に差し戻し、結局そこで「緊急避難」が認められ、医師は無罪となりました。医師が「不可抗力」に突き動かされて行動したことを、最高裁でも認めたのです。

もう一つは、安楽死を認める要件が「末期患者」に限られなくなったことです。

けるために、やむをえずした行為。それが違法行為でも、一定の条件下で違法性が阻却される。似たものに「正当防衛」があるが、こちらは急迫・不正の侵害に対して行なう防衛的行為であり、行為そのものに違法性がない。

違法性阻却

法律の定める構成要件に該当し、形の上では違法を推定される行為でも、特別な事由があるときには違法ではなくなること。

動脈硬化症

動脈が硬くもろくなった状態が進行して起こる。動脈自体の狭窄《きょうさく》や閉塞《へいそく》が生じ、足の冷えや痺れ、疼痛などを引き起こす。さらに進行すると、心筋梗塞《こうそく》や脳梗塞になる恐れもある。

一九八三年一一月、麻酔科医のピーター・アドミラールは、多発性硬化症《たはつせいこうかしょう》で神経がマヒして体の自由が利かなくなり、七年間も自分では何一つできない寝たきり状態だった三四歳の女性患者の要請を受け入れて、薬物で死なせました。起訴されましたが、下級裁判所で「緊急避難」が認められ、無罪となっています。これで、「安楽死」の対象が終末期の患者に限られなくなりました。

こうした判例の積み重ねに呼応《こおう》して、さまざまな社会的取り組みもなされています。八四年には王立オランダ医師会が「医師へのガイドライン五要件」(自発性、十分な考察、持続的要求、耐えがたく癒しえない苦痛、他の医師との相談)を発表し、安楽死をはっきりと容認する方向を打ち出しました。このガイドラインは、その後の法制化でも基本的考えとして取り込まれています。

九〇年には同医師会と裁判所が「異常死の報告届出制度」を設け、安楽死を実施した医師は直ちに検死官に届け出るように義務づけました。安楽死を地下に潜らさず、表に出して管理しようとしたのです。八九年には時の内閣の肝煎《きもい》りで最高裁判所のレメリンク検事総長を委員長とする「レメリンク委員会」を設置、安楽死の実態調査に乗り出し、九一年九月に最初の報告書が提出されています(この後、九六年、二〇〇三年にも報告書を作成)。

多発性硬化症

日本では国の「特定疾患」に指定されている難病だが、欧米の高緯度地域に比較的多い病気。神経細胞同士をつなぐ「軸索」を包む皮膜部分が障害を受け、神経の情報伝達がうまくいかなくなる。目のかすみ、運動マヒなどの症状が現われる。脳や脊髄、視神経などいくつかの部分にまたがり、病変部分が硬くなっているので、この名前がついている。原因は不明だが、「自己免疫疾患」と見られている。

これによると、オランダで実施された積極的安楽死は年間死者総数の約二%の二三〇〇件に上り、自殺幇助は四〇〇件ほどでした。オランダの医師の半分以上は安楽死実施を容認していますが、自分の実践例の記録を残している医師は六〇%に過ぎず、安楽死のケースで診断書を正直に書いたのは二九%でした。

次いで九三年、オランダ議会の上下院が「安楽死のガイドライン」を公式に承認し、さらに、「死体の埋葬《まいそう》に関わる法律」を改正、九〇年新設の「異常死の届出制度」を再編して組み込みました。これが世界にニュースとして伝えられ、「オランダで安楽死法ができた」と誤解されましたが、この法改正は安楽死を正面から認めるものではありません。自発的安楽死や自殺幇助はこれまで同様刑法違反ですが、一定の要件を満たせば例外的に医師が刑事訴追されないというものです。とはいえ、これで実質的にオランダで安楽死が公認されたとは言えます。

さらに九四年六月、最高裁判所は画期的《かっきてき》な判決を出しています。肉体の病気でも精神病でもなく、最愛の息子二人に先立たれて絶望した五〇歳の女性に薬を処方して自殺幇助したシャボット医師に、「患者を精神科医に診せなかった点には罪があるが、刑罰は科さない」としたのです。この女性は夫と離婚後、生きるよすがとしてきた二人の息子のうち、まず次男ががんで亡くなり、次いで長男が失恋苦から自殺してしまいました。それで絶望してうつ状態に陥ってしまったわけですが、うつ病だったかどうかは不明です。ともかく、この判決で「苦痛」が病気によるものに限られなくなったのです。

こうした実践の、いわば総仕上げとして二〇〇二年四月施行の安楽死法があります。ここで初めて正面から国の法律として、安楽死を是認《ぜにん》したのです。その内容は当然ながら、それまでの経験の中で積み上げられ、確かめられてきた要件や手続きなどを反映したものとなっています。要点を紹介します。

［オランダ安楽死法の内容骨子］

この法律は、刑法の関連条項と連動しています。すなわち、刑法二九三条第二項に「しかるべき配慮」(Due Care) が新設され、これに合致する配慮をした上で安楽死を実行した場合には医師が刑事訴追を免れることができます。「しかるべき配慮」の具体的要件は、安楽死法の第二条第一項で次のように定められています。

①患者の要請が自発的で熟慮《じゅくりょ》したものとの確信が、医師にある。
②患者の苦痛・苦悩が持続的《じぞくてき》で耐え難いものであるとの確信が、医師にある。

うつ病
食欲不振、便秘、吐き気、不眠、無力感が続き、思考力が低下し、死や自殺について考えるといった主症状がある。脳内の神経伝達物質のセロトニン、ノルエピネフリンなどの不足から起きると考えられている。

③病状と先行きの見通しについて、医師が患者に知らせてある。
④患者の状況に対する合理的な解決法が他にはないとの確信が、医師と患者にある。
⑤実行医師は、患者を診察して上記①～④の条項に関する意見を書面で提出した、一人以上の第三者の医師と相談している。
⑥医師は、しかるべき配慮をした上で、安楽死か自殺幇助を実施している。

安楽死が認められる患者の年齢は一二歳以上で、一二歳～一五歳は親権者の同意が必要で、一六歳～一七歳は親権者に相談することが条件です。また、一六歳以上の患者が自分の意思を表明できなくなったとき、安楽死を望むことを事前に書面で表わしていれば、原則として医師は患者の希望に従わなくてはなりません。実行された安楽死は地域の審査委員会に届け出られ、審査されます。委員会は法律専門家、医師、倫理か哲学の専門家を含むメンバーで構成され、メンバーは大臣に任命され、任期は六年間です。

ざっと以上のような内容です。これにこれまでの判例も加わって、オランダが国として容認する安楽死の内容が決まります。それを整理すると、対象者は持続的で耐え難い苦痛にあえいでいる一二歳以上の患者で、苦痛は肉体に限らず精神的なものも含み、病気は不治に限らず、末期である必要もありません。私たち日本人がイメージしている安楽死とはかなりかけ離れているのではないでしょうか。

［社会的背景］

こうして世界的には突出した形で法制化されましたが、当のオランダ人たちに違和感はなかったようです。すでに毎年、全死者（約一三万人）の三％は安楽死によるもので、合法化に際しての世論調査でも九二％の国民が支持しています。社会的な背景を探《さぐ》ってみましょう。

日本の九州とほぼ同じ面積のオランダには約一五〇〇万人が住み、まとまりのいい国といえます。宗教はキリスト教のカルビン派が中心で、協会に頼らずにわが心の中の神に頼る傾向が強いそうです。そこから徹底した個人主義が発達し、「死も人生も、決めるのは自分」と考えます。

満一八歳で成人となり、家を出て自活生活を営むのが当たり前なので、老親と同居して世話をする習慣もないそうです。しかし、自分の身の回りのことが自分でできにくくなった高齢者などへの処遇《しょぐう》は行き届いており、この人たちはケア付き住

カルビン派

一六世紀ヨーロッパで、ドイツのルター（一四八三〜一五四六年）が起こした宗教改革に刺激を受け、フランスのカルビン（一五〇九〜一五六四年）も改革に立ち上がった。この改革でカトリック教会から分かれたキリスト教プロテスタントは、ルター派とカルビン派に大別される。どちらも「聖書」を唯一の拠り所とし、カルビンは倹約・質素・勤労の大切さを説いた。フランスでユグノー、英国でピューリタン（清教徒）と呼ばれる。

宅などに移ります。オランダ独自のホームドクター制度も行き渡り、患者と医師との信頼関係が日常的に成り立っていて、最期の看取りもこのかかりつけ医が見てくれるといいます。

北海の荒海に面した漁業と海運の国で、開拓精神も旺盛《おうせい》。アメリカ合衆国の基礎を作った清教徒たちも、オランダからメイフラワー号に乗りました。開放的で平等主義が徹底し、宗教や倫理、思想などに関しても多様な価値観を受け入れ、安楽死についてもオープンな全国民的議論が可能だったといいます。

さらに、痛みを取る緩和ケア（ペインクリニック）も発達しており、だから苦痛を肉体的なものに限定せずに精神的なものにまで拡大できたという説もありますが、逆に緩和ケアの未発達が安易な安楽死に導いたのだという指摘（米国の自殺学の権威ハーバート・ヘンディン）もあります。この点は実証的な調査結果などがないので、私としてはどちらとも言えません。

それはともかく、独自のオランダ人気質、オランダ社会の成り立ちと文化や歴史、裁判と国民的議論の積み重ねなどがあって、今日の事態を迎えたことだけは確かです。徹底した民主的な個人主義の一つの到達点と言ってもいいでしょう。であれば、集団主義・家族主義という対照的な傾向が強い日本で、オランダの実践をそ

メイフラワー号
一六二〇年、ピルグリム・ファーザーズ（英国の清教徒植民者）が信教の自由を求めてアメリカへ移住する際に乗船した帆船。一八〇トン。船上で、公正と平等を重んじる市民的政治団体をつくる「メイフラワー契約」が交わされた。この理念がアメリカの政治思想に大きな影響を与えた。

緩和ケア
がんなどの治癒不可能な終末期患者の、痛みや不快な身体症状、精神的苦しみを取るケア。日本では厚生労働省が定めた設置基準に従い、厚生労働大臣か都道府県知事が承認した施設を「緩和ケア病棟」と呼ぶ。いわゆる「ホスピス」である。

のまま手本視できないのは自明の理でしょう。

［ベルギー］

オランダの後を追ったのが隣国のベルギーでした。二〇〇二年五月、ベルギー国会は安楽死法を成立させ、世界で二番目の安楽死容認国となりました。法律ができるまで日本のマスコミではほとんど報じられてこなかったので、まさに寝耳に水のようなニュースでした。簡単に法律の内容を紹介しておきます。

こちらの安楽死の対象者は、法的成人年齢の一八歳以上に絞《しぼ》っています。患者自身の明確な要請があり、その意思を繰り返して表明している、不治の病で身体的・精神的に耐え難い苦痛がある、などの要件を満たしている場合に、安楽死を実施した医師が免責されるという内容です。必ずしも終末期患者に限らないのですが、ただし、その場合には精神科医かその疾患の専門家にセカンド・オピニオンを求めなければなりません。

ベルギーは国民の七五％がカトリック教徒だといいます。カトリックは伝統的に安楽死に反対の立場をとっており、ベルギーのカトリック教徒らも反対論を唱え、国会でも与党の自由党、社会党、緑の党が賛成したのに対し、キリスト教民主党と保守党が反対しました。ただし、カトリック教徒のうち宗教として熱心に信じているのは国民の二割強に過ぎないともいいます。

ベルギー国会の上院で安楽死法案が四四対二三の圧倒的多数の賛成で可決された翌日（二〇〇一年一〇月二六日）、イギリス『ガーディアン』紙のアンドリュー・オズボーン記者は、法案提出者の一人の「オランダで今年、安楽死法が成立したことが助けになった」との談話を紹介し、「この動向は、ヨーロッパ中に、特に強い動きがある英国、フランス、イタリアに、新鮮なはずみを与え、さらに欧州以外では注目に値する動きのあるオーストラリアも活気づけるだろう」とコメントしています。

ヨーロッパの動きには、しばらく目が離せないようです。

Q4 カレン事件って何ですか？

アメリカで起きたカレン事件が安楽死問題に一石を投じたそうですね。植物状態の人の生命維持装置を外すことと安楽死の間に、どんな関係があるのですか？

安楽死問題には古代以来の長い歴史がありますが、現代の安楽死論議はここ三〇~四〇年間の各国のさまざまな実践にもとづくものです。この間には世界の動向に大きな影響を与えた事件が幾つかあります。その一つがカレン事件です。この事件は、今では広く受け入れられるようになった尊厳死、自然死の概念を形成する大きなきっかけになりました。この事件と、その八年後に起きたナンシー・ベス・クルーザンの事件を併せて紹介し、尊厳死について考えてみます。

［カレン事件］

米国ニュージャージー州在住のカレン・アン・クインラン（当時二一歳）は一九七五年四月、友人の誕生パーティで飲んだ強い酒と常用していた精神安定剤により意識不明に陥《おちい》り、病院に運ばれました。脳に回復不能の障害を受けており、その後肺炎も起こし、人工呼吸器と経管栄養のチューブなどがつけられました。それでも治療は続けられましたが、約半年後には「持続的植物状態」との診断が下されました。脳死は脳幹、大脳、小脳のすべてが機能を失う全脳死のことですが、植物状態は精神活動を司る大脳が機能を失っています。

生命維持装置につながれたカレンはやせて、容貌《ようぼう》も日に日に衰えてゆきます。そんな姿を見かねたカトリック信者の両親は、人工呼吸器を外して娘を安らかに死なせ、神の下に返してほしいと担当医に頼みました。しかし、拒否されてしまい、両親はニュージャージー州の高等裁判所に訴えを起こしました。父親を意思決定ができないカレンの後見人《こうけいにん》として認め、人工呼吸器を外させる権利を与えてほしいと要求しました。ところが、判決は「ノー」でした。「カレン本人が意思決定できない以上、人工呼吸器を外す権限があるのは医師だけだ」というのです。

そこで訴えは州の最高裁へ持ち込まれ、七六年三月三一日、画期的《かっきてき》な判決が出されました。一転して父親の訴えを認めたのです。裁判官七人全員一致の判決で、次のような条件付きで人工呼吸器を外すことを認めたのです。すなわち、カレンの父親を後見人と認め、改めて医師を選ぶ権利を父親に与える。その医師がカレンを

植物状態

植物状態とは次のような状態である。「何らかの原因で意識を失ってほとんど眠り続けており、自発的に何かをすることはできないが、呼吸中枢のある脳幹や自律神経系などは正常であるので、自発呼吸をしており、血液循環、消化吸収や排尿、排便もあり、また無意識に目を開けたり閉じたりすることや、口の中に食物を入れると反射的に飲み込むこともある」（星野一正「時の法令」一九九四年一二月三〇日）。これが六か月以上続いて意識回復の見込みがほとんどなくなると、「持続的植物状態」と呼ばれる。

診察して回復の見込みがなく人工呼吸器を取り外すべきだと判断したら、病院の倫理委員会にかけられ、そこでも同じ結論が出たら装置を外してもよい。父親にも、取り外しの決定をした医師にも、民事・刑事の法的責任は一切ない。——ざっと、こんな内容です。

結局、この裁判で問われたのは、アメリカ合衆国憲法がすべての国民に認めている「プライバシー権」と、患者の生命を保持して最善の治療を提供する医師の権利との折り合いを、どうつけるかという問題でした。プライバシー権（そっとしておかれる権利＝right to be alone）には、患者が治療を拒否することも含まれています。その治療拒否について、今回は本人が意思決定できないので、父親が代理として権利行使することも認められるか否かという要素が加わり、問題を複雑にさせていました。

州の最高裁は、「患者の肉体への侵襲《しんしゅう》度が増して予後が悪くなるにつれ、プライバシー権が増大し、対抗する医師の権利は弱まる」との一般則を示し、父親側の訴えを認めたのでした。この判決を受けて、カレンは別の病院へ転院させられ、そこで人工呼吸器が外されました。しかし、他の医療措置や栄養補給は続けられ、九年間余も植物状態のまま生き続けた末に、八五年六月、肺炎で死にました。

プライバシー権

自分自身のことや私生活など、個人の領域に他人が干渉することを拒否する権利。逆に他人に公開することを決める権利も含む。最近は個人情報保護という観点から、自身に関する情報を自分でコントロールする権利ともとらえられている。

この裁判は世界中に報道され、センセーショナルな話題を巻き起こしました。当初、あるいは今でもそうかもしれませんが、この事件は「死ぬ権利」を認めたものとして理解されていたようです。でも実態は、持続的植物状態の患者の人工呼吸器を取り外すことを世界で初めて認めた、それも、本人の権利を後見人に代行させて認めたというものです。栄養補給などは続けたのですから、安楽死のようにすぐに死を招く行為をしたわけではありません。

ただし、人工呼吸器を取り外す直前の段階では、取り外しが即、死を招く可能性も危惧《きぐ》されたことでしょう。そこで「死ぬ権利」の問題が前面に出てきたといえます。医療が発達し、それ以前なら亡くなっていた命でも人工延命装置によって生き長らえさせることが可能になりました。その象徴《しょうちょう》として、カレン事件が捉えられていたのです。

しかし、人工呼吸器を外した後も自発呼吸で九年間生き続けたのですから、カレンは末期の患者ではありませんでした。植物状態の患者の中には、まれに意識を回復し、職場復帰を果たすような例もあります。ですから、本来、ターミナルケア（末期医療）の問題とは同一に論じられない問題なのです。治療をしないという不作為ゆえに「消極的安楽死」とも言われていましたが、これは安楽死の範疇《はんちゅう》に入るも

ターミナル・ケア（Terminal Care）
終着駅を意味する「ターミナル」は、医療では「終末期」のこと。ターミナル・ケアは末期医療を指す。回復の見込みがなく余命がわずかな患者を対象に、苦痛の除去をしっかりとやり、残された人生を充実した形で全うしてもらえるケアを目指す。

のではなく、医療の範疇における「治療行為の中止」であるとの捉え方が今では有力になっています（→Q19）。

とはいえ、こんな考え方に一足飛びに到達したのではなく、カレン事件を契機に米国や欧州で安楽死論議が深まっていきます。日本の安楽死協会の活動にも大きな影響を与えています。そして米国の各州では「自然死法」「尊厳死法」という形で「治療行為の中止」に関する法整備が進み出したのです。

カレン事件の州最高裁判決が出たのと同じ七六年の八月、カリフォルニア州議会は世界初のリビング・ウィル法を「カリフォルニア州自然死法」（Natural Death Act）として成立させました。一八歳以上の判断能力のある人がその能力のあるうちに、不治の病で末期になった際には生命維持装置をつけないか、外すかするようにと医師に指示する文書を証人を立てて作成しておけば、いざそうなった際に家族や友人がこの文書を医師に示して合法的に装置を外してもらうことができるという内容です。要するに、ただ延命だけを目指す医療措置を拒否する「リビング・ウィル」（生きているうちの遺言）を法的に認めようというものです。

他の州でもこれにならって同様な法律を整備するようになり、今では米国のほぼすべての州で人工延命措置の拒否を認める法律ができています。この「自然死」

カリフォルニア州自然死法

次のような内容から成り立っている。

「末期の状態の場合には、生命維持装置の差し控えまたは取り外しを含めて、成年者が、みずからの医療上の保護を放棄することに関する決定を管理する基本権を有することを州議会は認める」「州議会は、カリフォルニア州法律が、末期の状態の場合に、生命維持装置を差し控えたり取り外したりするのを医師に通告する指示書を作成する成人の権利を承認する旨を厳命する」（第七一八六条、『ジュリスト』六三〇号）

リビング・ウィル（Living Will）

英語名をそのままカタカナで使うことが多い。日本語では「生前発効の遺書」とか「生前の意思表示」、あるいはもっと限定して「尊厳死の

は、機器類につながれたまま悲惨な最期を迎えるのではなく、人間としての尊厳を保ちながら死ぬのだから「尊厳死」であると考えられるようになり、やがて法律も「尊厳死法」と呼ばれるようになりました。

［ナンシー・ベス・クルーザン事件］

これも米国の事件です。一九八三年一月、ミズーリー州のナンシー・ベス・クルーザン（当時二五歳）は夜間に車を運転中、誤って横転事故を起こして側溝《そっこう》に放り出され、心拍と呼吸が停止した状態で病院へ運び込まれました。蘇生術で心拍と呼吸が戻りましたが、脳に障害が起こっていて意識が回復しないまま植物状態となり、ものを飲み込む力がなかったので、栄養と水分をチューブで直接胃に注入して生命を維持するようになりました。

担当医から回復の見込みがないと告げられた両親はチューブの取り外しを病院に求めましたが、収容先のミズーリー州立病院は司法判断がないと取り外しはできないと突っぱねました。そこで、両親は八八年三月、州にチューブ除去の同意を求める裁判をミズーリー州巡回裁判所に起こしました。栄養と水分の補給を絶つことは、死の確実な招来を意味します。補給を続ければ何年も生きるというのが、担当

宣言書」などと呼ばれている。まだ判断能力がある時に、無駄な延命治療などを拒否する意思を文書で表わしておくもの。日本尊厳死協会のリビング・ウィルは次の本文から成り立っている。

「私は、私の傷病が不治であり、且つ死が迫っている場合に備えて、私の家族、縁者ならびに私の医療に携わっている方々に次の要望を宣言いたします。この宣言書は、私の精神が健全な状態にある時に書いたものであります。従って私の精神が健全な状態にあるときに私自身が破棄《はき》するか、又は撤回する旨の文書を作成しない限り有効であります。

(1)私の傷病が、現在の医学では不治の状態であり、すでに死期が迫っていると診断された場合には徒に死期を引き延ばすための延命措置は一切お断りします。

医の見通しでした。この点で、この裁判は「死ぬ権利」の確認を求めたものと言えます。一審判決は「延命措置を拒否する権利は連邦憲法と州憲法で認められており、後見人が代理することができる」として、両親の訴えを認めました。

　これに対し、州はミズーリー州最高裁に上訴しました。同年一一月に両親の逆転敗訴となる判決が出されました。患者本人に延命措置を拒否する権利があることを認めた上で、同時に、州にも生命の神聖性を守る権益《けんえき》があり、患者個人の延命に努めることもその権益に関係することを明らかにしました。だから、延命措置の中止を代理人が決定する場合には、本人がリビング・ウィルでその意思を明示しているか、リビング・ウィルが無くとも本人の意思に関する「明白で説得力のある証拠」があるときに限られる、との判断を示したのでした。ナンシーはリビング・ウィルを書いていません。一審では、ナンシーが「大きな障害を負ったら死んだほうがいい」と話していた、と、事故前に同居していた友人が証言しましたが、それでは不十分だというのです。

　今度は、両親側が連邦最高裁に上訴しました。九〇年六月二五日、同最高裁は五対四でミズーリー州最高裁の判決を支持し、両親はここでも敗れました。判決では、それが患者の死につながるとしても、「判断能力がある」患者が治療を受けな

---

(2)但しこの場合、私の苦痛を和らげる処置は最大限に実施して下さい。そのため、たとえば麻薬などの副作用で死ぬ時期が早まったとしても、一向にかまいません。

(3)私が数カ月に渉って、いわゆる植物状態に陥ったときは、一切の生命維持装置をとりやめて下さい。

以上、私の宣言による要望を忠実に果たして下さった行為の一切の責任は私自身にあることを附記いたします」

い権利、つまりは延命措置を拒否して「死ぬ権利」を合衆国憲法が認めていることをはっきりと打ち出しましたが、ただし、それは絶対的なものでもなく、当人の意思が明確でない場合にはそうした選択をすべきでないとの制限も示しました。この判決後、ナンシーの友人三人の新証言を「明白で説得力のある証拠」として、両親はミズーリー州の検認裁判所に審理再開を求め、同年一二月一四日、今度は両親の訴えを認める決定がなされました。ナンシーはチューブを外した一二日後に飢えと脱水《だっすい》で亡くなりました。

この裁判も米国内だけでなく世界各国にも大きな影響を与えました。米国の連邦政府は翌九一年一二月、「患者の自己決定権法」(The Patient Self Determination Act)を施行しています。日本では、九四年五月二六日、日本学術会議が「尊厳死について」という報告書を出し、延命措置中止の条件を明らかにしました。翌九五年三月二八日には東海大学事件の横浜地裁判決でも「治療行為中止の要件」を打ち出しています。

患者の自己決定権法(米国連邦)
メディケア(米国・カナダ政府の高齢者や身体障害者など向けの医療保険制度)やメディケイド(米国の低所得者と身体障害者向けの医療扶助制度)の加入患者に医療サービスをしている病院、介護施設などを対象に施行(→**五〇頁脚注**)。患者個人には自分の受ける医療や介護について、「受ける権利」と「拒否する権利」、アドバンス・ディレクティブ(→**一四六頁脚注**)を指示しておく権利があることを、これらの施設は文書にして患者各人に提供することを義務づけている。

尊厳死について(日本学術会議)
詳しくは→**Q19**。

Q5 アメリカなどでも、安楽死を法制化する動きがあるのですか？

アメリカやオーストラリアの一部の州で安楽死法が成立したり、しそうになったことがあるそうですね。どんなきっかけや背景があるのですか？

今でこそオランダが安楽死問題で世界の最先端を突っ走っていますが、現在につながる動きは二〇世紀初頭にイギリスとアメリカで活発になり、以後はとりわけアメリカ各州で展開された法制化運動が現実を引っ張ってきました。さらに、オーストラリアやカナダなどでも目立った動きがあり、これらの国々の動向がお互いに影響を与え合ってきました。ここでは、そうした動きを概観《がいかん》してみます。

［イギリス・アメリカ］

英国では一八世紀末以降、多くの医者や学者が安楽死について論じております。これらの主張には、苦痛を神の刑罰と見るキリスト教の戒律を否定し、死は安らかなものであるべきだという基本姿勢が見られます。しかし、これには教会側も強く反発し運動も一時沈滞《ちんたい》しましたが、一九〇一年、C・W・ゴッダード博士が「絶対不治の損傷または疾病の治療終止に関する提案」を著すと、推進運動が再び勢いづきました。

一九〇六年、ゴッダード博士の影響が米国で現実化しました。激しい苦痛がある不治《ふち》の患者を積極的安楽死させる法案が、オハイオ州議会に出されて可決されたのです。結局、連邦政府がこの法律を認めず発効しませんでしたが、世界初の積極的安楽死法であり、今から約一〇〇年も前にいったん成立していたのには驚きます。

翌七年、英国の医学総会でゴッダード博士が安楽死を提唱しました。二八年にはギズフォーンが、不治患者には本人に相談することなく致死量の麻薬を与えてよい、との提案をしました。三一年、英保健医師会でミラード会長が挨拶《あいさつ》し、後にその内容に任意的安楽死合法化法案も加え、小冊子として公刊しました。これが医学上の本格的な論争を呼ぶきっかけとなり、三五年、英国安楽死協会が設立されました。翌三六年、ポンソビー卿により任意的安楽死法案がイギリス上院に提出されましたが、否決されました。この年、協会は名称を「任意的安楽死協会」に変えています。

これと歩調を合わせるように、三七年にはアメリカ安楽死協会が設立されました。英国と同様な安楽死合法化案が作られ、ネブラスカ州では議会に提出されたものの否決されています。アメリカ安楽死協会では、末期患者に限らず、極めて重度の心身障害のある新生児、慢性的《まんせいてき》精神病者などにも安楽死を認めるべきだと主張していました。さらに論者の中には、誘拐犯《ゆうかいはん》や常習犯などの犯罪者までも対象に含めるよう求める者もいましたが、第二次大戦後はナチスの強制的安楽死（→Q8）の悪夢から運動が一時停滞、目標を任意的（自発的）安楽死の合法化に絞るよう方向転換が図られました。

四六年、アメリカ安楽死協会はニューヨーク州で「任意安楽死立法化促進一七七六人医師委員会」を結成し、そこで起草した法案を州議会へ提出しました。同年にはまた、五四人の牧師による安楽死支持の声明書が『ニューヨーク・タイムズ』に掲載され、大きな反響を呼んでいます。四九年には、三七九人のプロテスタントとユダヤ教牧師が立法化促進の請願書に署名、ニューヨーク市議会へ提出しました。

四九年、米国のニューハンプシャー州で「ハーマン・サンダー事件」が起き、世界中に注目されました。病院勤務のハーマン・サンダー医師が、がんで激しい苦痛に襲われていた女性入院患者（当時五九歳）の腕の血管に計四〇ccの空気を四回にわたって注入し、死なせたのです。五〇年に郡立裁判所に殺人罪で起訴され、サンダー医師本人も犯罪に問われることを知りながら故意《こい》にやったことを認めました。しかし、弁護側は空気を注入した時にはすでに患者が死んでいたのだと立証しようとし、患者の腕を調べた医師も「肘と肩にできた血塊《けっかい》のため注射針を動脈にさすことはできなかっただろう」と証言。陪審の評決で無罪となりました。

結局、この事件では「安楽死」（慈悲殺）が正面から論じられることなく、「事実の欠陥《けっかん》」問題として処理されたのですが、一般市民の安楽死に対する関心を高める効果がありました。五〇年、イギリス安楽死協会の呼びかけでアメリカ安楽死協会は、国連の一般的人権宣言の中に不治患者の安楽死への権利を盛り込む請願書を提出することを企画、五二年に提出しましたが、採択《さいたく》されませんでした。

この後の大きな動きとしては、イギリス安楽死協会が六九年に任意安楽死法案を上院に提出したことがあります。不治の病で苦しむことを二人の医師によって証明された成人患者が宣言書に署名したときは、医師が積極的安楽死を施しても適法であるという内容で、第二議会で六一対四〇で否決されました。一方、アメリカ安楽死協会は七四年、「死ぬ権利協会」（Society for the Right to Die）と改称しています。「安楽死」という言葉に抵抗を感じる人が多いことに配慮したのでした。そして全米各州で立法化推進運動を強力に展開し始めます。

たとえば七六年だけでも、カリフォルニア、ハワイ、ニューヨークなど計一七州で法案が提出されています。それ以前のものも含めるとすでに三〇州弱で法案が上程された計算になります。七六年はカレン事件で州最高裁判決が出された年です。カリフォルニア州でリビング・ウィルを認める世界初の法律ができたのをはじめ、各州でその後を追うようになりました。七六年の法案ではハワイ州のものが、それ以前に上程されたものではアイダホ、モンタナ、オレゴン州の法案が積極的安楽死の実施を含むものでしたが、この時期を境にすべて尊厳死（Death with Dignity）を求める内容へと切り替わっています。そして、今ではほぼ全州でこの種の法が整備されています。

ところが八〇年代末から九〇年代にかけて、それまでの流れから異質な動きが米国内で起きてきました。尊厳死（延命治療の中止）ではなく、積極的安楽死や医師の手による自殺幇助を認める法律を作ろうとする住民運動が、三つの州で始まったのです。

八八年、カリフォルニア州で積極的安楽死を認める法律を作るための住民投票を実施するため、選挙民の署名集めが行なわれましたが、最低必要数が集められず断念しました。九一年、ワシントン州で積極的安楽死を認める法案について世界初の住民投票を実施、法制化への賛成は四六％で否決されました。九二年、カリフォルニア州で再度トライし、今度は住民投票にこぎつけ、賛成は四七％でした。九四年、今度はオレゴン州で医師の手による自殺幇助を認める法案の住民投票が行なわれ、賛成五一・三％で可決されました。

ところが、法案発効までの猶予期間《ゆうよきかん》一五日間の最終日に、この法案に反対する人たちが連邦憲法違反として州裁判所に訴え、それが認められました。控訴審で逆転判決、連邦最高裁への上訴で再逆転判決が出され、結局、法制化されませんでした。しかし、連邦最高裁判決が出た九七年、再び住民投票が行なわれ、今度は六〇％が賛成する結果になりました。これにより「オレゴン州尊厳死法」が成立しました。その内容は次のようなものです。

対象は、オレゴン州に住む判断力のある成人患者に限られます。不治の病の末期にあり医学的に余命半年以内と推定される患者が、致死薬の処方を自発的に医師に要請すると、一五日間の待機期間が始まり、患者が自分の病状や予後について把握《はあく》しているか否かが担当医により確かめられ、鎮痛療法やホスピス、薬剤服用の危険などが知らされます。さらに患者は第二の医師に回され、患者がきちんと意思決定できるか調べられます。こうした厳重なチェックを受けた上で、患者は二人の

米オレゴン州の「安楽死」容認を報じる『朝日新聞』（一九九四年一一月一〇日付）

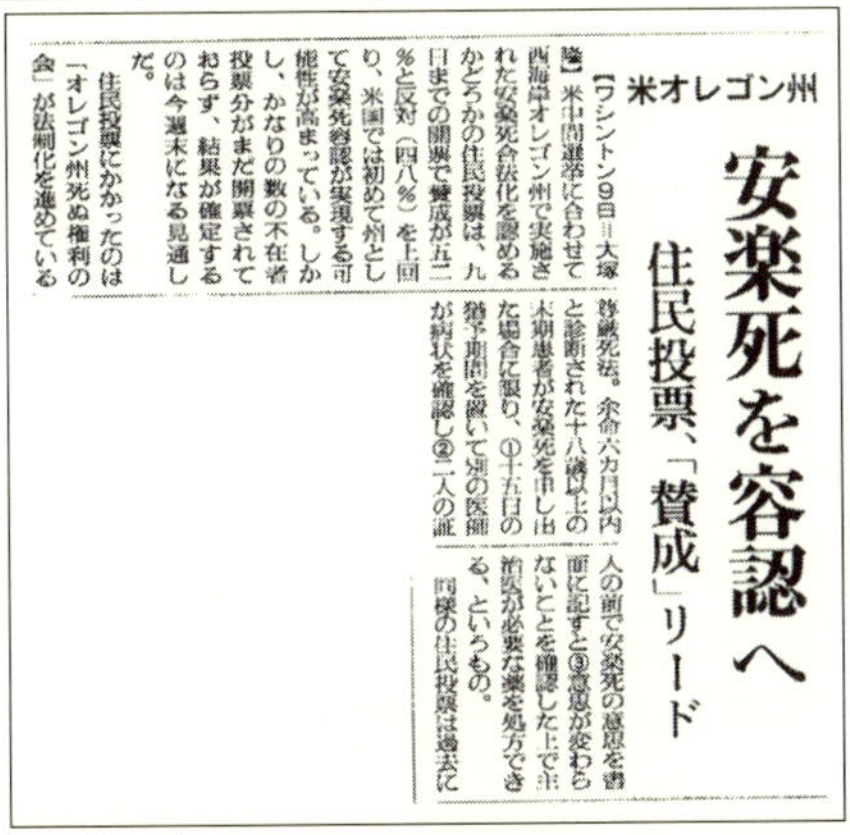
米オレゴン州
安楽死を容認へ
住民投票、「賛成」リード
【ワシントン9日＝大塚隆】米中間選挙に合わせて西海岸オレゴン州で実施された安楽死合法化を認めるかどうかの住民投票は、九日までの開票で賛成が五二％と反対（四八％）を上回り、米国では初めて州として安楽死容認が実現する可能性が高まっている。しかし、かなりの数の不在者投票分がまだ開票されておらず、結果が確定するのは今週末になる見通しだ。
住民投票にかかったのは「オレゴン州死ぬ権利の会」が法制化を進めている尊厳死法。余命六カ月以内と診断された十八歳以上の末期患者が安楽死を申し出た場合に限り、①十五日の猶予期間を置いて別の医師が病状を確認し②二人の証人の前で安楽死の意思を書面に記すと③意思が変わらないことを確認した上で主治医が必要な薬を処方できる、というもの。
同様の住民投票は過去に

判断力のある

英語では「competent」で、法的な権利・義務の主体となる能力があることを意味する。臨床的には知的・精神的判断能力ととらえればいい。

証人の前で書面に署名し、処方箋《しょほうせん》が出されます。患者はこうして致死薬を合法的に入手できるのですが、その薬を用いるか否かはまったく本人の自由です。医師はあくまで薬の処方までを手伝うのです。

ところが、同じ九七年に連邦議会で「自殺幇助医療費制限法一九九七」が成立しています。自殺幇助と安楽死、慈悲殺は連邦憲法上違法であり、医師が自殺幇助や安楽死を行なった場合は、米国政府の医療保険であるメディケイドとメディケアなどからの支出、つまり国家財源からの支出を禁ずるという内容です。また同年六月、連邦最高裁は、ワシントン州とニューヨーク州の住民らから出されていた「自殺幇助を禁じる州法は連邦憲法違反」との訴えをどちらも退け、州法は違憲でないとの判断を示しています。ただし同時に、「医師による自殺幇助の必要性を認めた場合、その州は立法してもよい」とも述べています。

今、「オレゴン州尊厳死法」が揺れています。二〇〇一年一一月、米国司法長官のアシュクロフトが連邦麻薬取締局長官へ、「自殺幇助は『正当な医療目的』とは言えない。連邦政府が制限している薬を自殺幇助に処方したり販売するのは、州法でその行為を認めていても、連邦政府管理取締法に違反している」とのディレクティブ（指令）を出しました。しかし、その翌日、オレゴン州は司法長官らを相手ど

メディケイド
アメリカの医療扶助制度。連邦および州政府の財源で低所得者と身体障害者に入院による治療と医療保険を与える。（『大辞林』第二版、三省堂より）

メディケア
アメリカ・カナダの六五歳以上の高齢者や身体障害者などに対する政府の医療保険制度。入院に関する保険と医薬品に関する保険とがある。（同）

り、ディレクティブの差し止めを求める訴訟を、同州の連邦地裁に起こしました。翌二年四月、同地裁判決で州側の訴えが認められました。「『正当な目的』については、各州の判断に委《ゆだ》ねられるべきだ」というのです。訴訟は控訴審に移っており、行方が注目されるところです。

他方、イギリスでは二〇〇二年三月、英国高等法院が、自発呼吸ができない四三歳の女性の生命維持装置を外すのを許す判決を出しています。この女性は首の血管が破裂して全身マヒになり、自分で呼吸できなくなったので、生命維持装置をつけました。意識ははっきりしており、回復の可能性が一％以下なので尊厳死を望みました。同法院の判事と弁護士が病院の集中治療室に出張して審理、女性の訴えを認めました。そして人工呼吸器が外され、亡くなりました。

英国高等法院は「安らかに尊厳をもって死ぬ権利がある」と認めましたが、これはアメリカの「カレン事件」や「ナンシー・クルーザン事件」のように植物状態の昏睡《こんすい》にある患者の生命維持装置を外すのとは異なります。意識のある、しかし自発呼吸ができない患者の人工呼吸器を外し、速やかな死をもたらせたのですから、尊厳死というより安楽死に近いと言えます。無駄な延命治療を拒んで自然死を待つという尊厳死の概念とは、明らかに異なります。医師という他者の手で機器取り外しが行なわれたのですから、行為自体は他殺行為と言えるものです。議論の余地のあるケースでしょう。

［オーストラリア・カナダ］

一九九五年五月二五日、オーストラリア北部準州で「末期患者の権利法」が成立、翌九六年七月一日から施行されました。この法律は、一八歳以上の不治の末期患者に自発的積極的安楽死あるいは医師の自殺幇助を法的に許す内容で、施行されたものとしては世界初・唯一の積極的安楽死を認める法律でした。そして、同年九月二二日には前立腺がんの六〇歳代半ばの男性末期患者が、同法下での実行第一号として亡くなっています。同州の医師が開発した「死の装置」を用いたもので、コンピュータ画面の「致死量の薬を注入しますか」との問いに「イエス」のキーを押すと注射針からバルビツール酸塩、続いて筋弛緩剤が注入されたといいます。

この法律による「安楽死」の実行者は全部で四人を数えましたが、九七年三月二七日、同法は廃止されました。「同法は準州の権限を越えているので無効」として、同法の無効を求める法案がオーストラリア連邦議会に提出されており、それが九六年一二月一〇日に連邦下院で、九七年三月二四日に上院で相次いで可決された

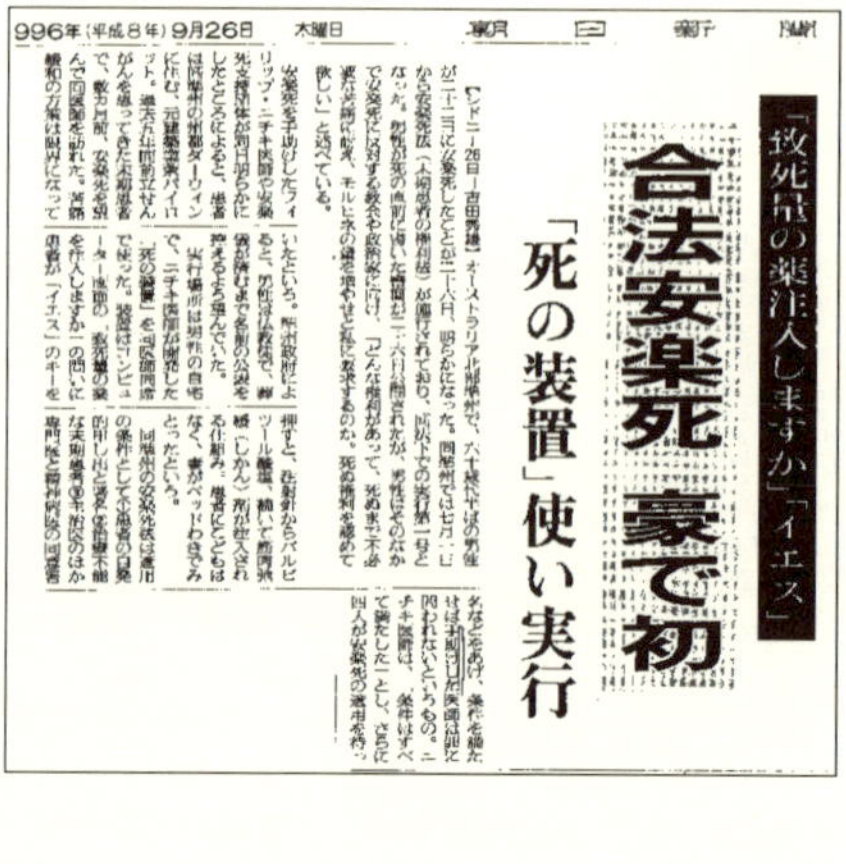
1996年（平成8年）9月26日　木曜日　朝日新聞

「致死量の薬注入しますか」「イエス」

合法安楽死 豪で初

「死の装置」使い実行

オーストラリアでの初の合法的な積極的安楽死を報じる『朝日新聞』（一九九六年九月二六日付）

のでした。これに伴い、関連法の改正も行なわれ、これ以後、「準州」（自治領）では積極的安楽死や自殺幇助を認める法律を独自に制定する権限も奪われました。ただし、「州」はその限りではありません。

一方、カナダでは脊髄《せきずい》の難病である筋萎縮性側索硬化症《きんいしゅくせいそくさくこうかしょう》（ＡＬＳ）の女性患者の訴えが、安楽死と自殺幇助の是非について大きな議論を呼び起こしました。ブリティッシュ・コロンビア州のスー・ロドリゲスはＡＬＳで余命二年と宣告されていました。スーは、病気が進行して自分の力で自殺する体力さえ無くなったときのことを思い、「医師に致死薬を注射器に入れておいてもらい、自分で注射して死にたい。医師の自殺幇助を認めてほしい」と同州の裁判所に訴えたのです。

しかし、九二年の一審、二審で敗訴、カナダ最高裁に上告しましたが、九三年九月三〇日、最高裁も五対四で訴えを退けました。判決では「自殺幇助を認めるか否かは議会の問題」との判断が示されました。これを受けて連邦議会上院は特別委員会を設置、九五年六月、「生と死について」と題する報告書を発表しました。同書は、自殺幇助を刑法上の犯罪として現行通り残すよう勧告しています。訴えを起こしたスーはその後筋肉が萎縮《いしゅく》し、九四年二月一二日、匿名《とくめい》の医師の幇助により亡くなりましたが、医師は起訴されませんでした。

北部準州

オーストラリア中央部の北側の州。フランスの二倍半ほどの土地に二〇万人弱の州民が住む。オーストラリアの中で最も先住民の比率が高い地域でもある。州都はダーウィン。一九一一年から行政が、それまでの南オーストラリア州によるものから連邦政府の直轄《ちょっかつ》下に置かれるようになった。

筋萎縮性側索硬化症（ＡＬＳ）

原因不明の病気で厚生労働省の「特定疾患」の一つ。英語の「Amyotrophic Lateral Sclerosis」の頭文字を取って、ＡＬＳとも呼ばれる。病気が進むと、筋肉が萎縮《いしゅく》し、手足や体の自由がきかなくなり、やがて呼吸をすることも困難になる。しかし、脳や自律神経、感覚は正常に働く。イギリスの有名な宇宙物理学者ホーキング博士もこの病気の患者。

Q 6 安楽死論議はいつからあるものなのですか？

医師のバイブル「ヒポクラテスの誓い」では、人命尊重を第一に掲げています。安楽死が議論されるようになったのは、いつごろからなのでしょうか？

たしかに近代医学（西洋医学）はこれまで、患者の生命を一分でも長く延ばすことを至上命題《しじょうめいだい》にしてきたと言えます。患者の死は「医学の敗北」にほかなりませんでした。その淵源《えんげん》は古代ギリシャの医聖・ヒポクラテスの有名な「誓い」にあります。次のような一節です。

「養生治療を施すに当たっては、能力と判断の及ぶかぎり患者の利益になることを考え、危害を加えたり不正を行う目的で治療することはいたしません。また求められても、致死薬を与えることをせず、そういう助言も致しません。同様に婦人に対し堕胎《だたい》用のペッサリーを与えることもいたしません。私の生活と術とともに清浄かつ敬虔《けいけん》に守りとおします。結石患者に対しては、決して切開

ヒポクラテス
紀元前四六〇〜三七五年頃の古代ギリシャの医師。医術を魔法や迷信から解放し、経験を重んじる科学的医学の基礎を確立。その医説はのちに『ヒポクラテス全集』として集大成された。また、医学者としての倫理・規範などについても多くの見解を残し、医聖・医学の祖などと称される。（『大辞林』第二版、三省堂より）

プラトン
紀元前四二七〜三四七年の古代ギ

手術を行なわず、それを専門の業とする人にまかせます。また、どの家に入って行くにせよ、すべては患者の利益になることを考え、どんな意図的不正も害悪も加えません。とくに、男と女、自由人と奴隷のいかんをとわず、彼らの肉体に情欲をみたすことはいたしません。治療のとき、または治療しないときも、人々の生活に関して見聞きすることで、およそ口外すべきでないものは、それを秘密事項と考え、口を閉ざすことにいたします」（『ヒポクラテス全集』第一巻、大槻マミ太郎訳、エンタプライズ）

古今を通じて医師モラルの最高の指針とされるこの「誓い」は、医神アポロン、アスクレピオスらとの「師弟誓約書」の形をとっており、紀元一〜二世紀にヒポクラテス全集を編む時に中に差し込まれたと見られています。ヒポクラテス自身は紀元前五〜四世紀の人物とされていますが、歴史上、同名の人物が複数いたとの説もあります。いずれにせよ、この誓いはギリシャのヒポクラテス学派の基本精神を反映したものと言えそうです。徹底して「患者の利益」を追求し、「求められても、致死薬を与えることをせず」と明言しています。今に言う安楽死を禁じているとの解釈が可能です。

リシャの哲学者。ソクラテスに師事し、遍歴ののち、アカデメイアを創設。知識・倫理・国家・宇宙にわたる諸問題を考察し、イデアことに善のイデアを探求し、学問的認識の方法としてディアレクティケー（弁証法）を唱えた。著『ソクラテスの弁明』『パイドン』『饗宴』『国家』『テアイテトス』『ソピステス』『ティマイオス』『法律』のほか約三〇編の対話編など。（同）

ソクラテス

紀元前四七〇〜三九九年のギリシャの哲学者。アテナイで活動。よく生きることを求め、対話を通して善・徳の探求をしつつ、知らないことを知らないと自覚すべく自己を吟《ぎん》味《み》することとしての哲学により、自己の魂に配慮するように勧めた。しかし、この活動は反対者の告発を受しかし、古代ギリシャの実態は、「誓い」で提起された指針とは逆だったようです。医術が発展して健康が重視される一方で、健康が望めなくなった不治患者の生命を終えさせることも正当化されたのです。当時は自殺や安楽死が広く認められていたといいます。

たとえば、スパルタでは健康な子孫をつくるためとの理由で嬰児殺《えいじごろし》の慣行があり、プラトンが生まれたアテナイの法律では病苦ゆえの自殺を罰しませんでした。ストア派は、傷病で賢者の理想を生きられなくなったら自殺も理に適うと考え、事実、始祖のゼノンや後継者のクレアントスも自殺しています。ローマにもストア派の考えが影響を与え、「敵の手で拷問《ごうもん》死するよりも自殺を」と唱えられ、セネカやキケロら指導的知識人が自殺を選んでいます。エピクテトスもすべての人に安らかに死ぬ権利があることを強調しました。

そうした風潮の中で、ソクラテス、アリストテレス、ピタゴラスらの哲学者が自殺を非難したといいます。ヒポクラテスの「誓い」も、こんな時代の流れに釘を刺したものです。「良き死」「安らかな死」として自殺や安楽死がはやっていたからこそ逆に、医の倫理の原点は生命を大事にすることなのだと訴えたのでしょう。

もとより自殺と安楽死は違います。自殺は自らの手で死ぬものですし、安楽死

け有罪とされ、獄中に毒杯をあおいで死んだ。著作はなくプラトン・クセノフォンなどの書物により伝えられている。（同）

アリストテレス

紀元前三八四〜三二二年の古代ギリシャの哲学者。プラトンの弟子。アレクサンドロス大王の師。アテネ郊外に学園リュケイオンを創設。その学徒は逍遥《しょうよう》（ペリパトス）学派と呼ばれる。プラトンのイデア論を批判し、形相（エイドス）は現実の個物において内在・実現されるとし、あらゆる存在を説明する古代で最大の学的体系を立てた。中世スコラ哲学をはじめ、後世の学問への影響は大きい。主な著作に、後世『オルガノン』と総称される論理学関係の諸著書、自然学関係の『動物誌』『自然学』、存在自体を問う『形而上学』、

は他者の手によって死なされるものです。でも、安楽死の一つである自殺幇助はまさに、医師の手を借りて自分の命を絶つものであり、自殺の一種です。積極的安楽死にしても、「死にたい」という患者本人の思いを叶えてあげる点に着目すれば、自殺の範疇《はんちゅう》に入れてもおかしくありません。とすれば、安楽死はその前提として自殺を肯定しない限り成り立たず、その面で両者はとても関係が深いものです。そして、古代ギリシャ・ローマでは安楽死の代用としても自殺が広く行なわれていたようです。

ところが一転、自殺が社会的に厳しく咎《とが》められるようになるのは、中世になってキリスト教が自殺を罪悪視してからです。当初、キリスト教徒は皇帝ネロをはじめとする政治権力から数百年間の激しい迫害を受けましたが、ローマ帝国の没落に反比例してキリスト教会の勢力は増大し、世俗的権力と教会的権力の地位が逆転しました。「人に従わんより神に従うべきなり」との信仰が支配的になり、自殺は禁止されました。神が与えてくれた神聖な生命をないがしろにする者には、天国行きの「終油《しゅうゆ》の秘跡《ひせき》」（→**一九七頁**）の儀式を行なわず、信者の共同墓地にも埋葬しないという宗教的罰が与えられたのです。初期の司教で大著『神国論』を著したアウグスチヌスも、一三世紀にキリスト教理を解明したスコラ哲学の大成者トマス・アク

実践学に関する『ニコマコス倫理学』『政治学』、カタルシスを説く『詩学』などがある。（同）

ピタゴラス

起源前五六〇～四八〇頃のギリシャの哲学者・数学者。サモスの生まれ。南イタリアのクロトンで宗教的学派を創設。宇宙の根源は数であるとし、数学・天文学の発展に寄与した。ピタゴラスの定理などにその名が残る。（同）

皇帝ネロ

紀元三七～六八年の古代ローマ皇帝（在位五四～六八年）。「暴君ネロ」として知られる。初め哲人セネカの後見で善政を行なったが、次第に放恣残虐《ほうしざんぎゃく》となり母・妻を殺害。六四年のローマ大火をキリスト教徒の仕業として迫害、反乱の中で孤立し自

ィナスも、自殺を厳しく非難しました。自殺は旧約聖書の「汝《なんじ》、殺すなかれ」の掟《おきて》と自己保存の本能、すなわち自然法に背《そむ》くというのです。

こうしたキリスト教の戒律《かいりつ》から離れた視点が登場するのは、ルネサンス期です。ギリシャ・ローマの古典文芸の復興をめざす自由な発想と思考が、自殺の自由化と安楽死思想も発展させます。といっても、現代に至るまで西洋社会の本筋はあくまで「生」の追求にあり、近代医学もその延長線上にあるのですが、底流で微妙な変化が生じていたのです。

突破口《とつぱこう》を開いたのは、イギリスのトマス・モアの『ユートピア』（一五一六年）でした。今では日本語でも通じる「ユートピア」（utopia）という英語は、モアがギリシャ語からひねり出した造語で、「どこにも無い」という意味です。空想上の場所に託して理想社会を描き、醜い現実社会を逆照射しようとしたのです。その中で安楽死についても触れていますが、ここではまだ「安楽死」という言葉は使われていません。

「安楽死」（euthanasia）という言葉は、イギリス経験哲学を開いたフランシス・ベーコンによって『学問の進歩』（一六〇五年）の中で初めて用いられました。ただし、まだ自殺タブーが根強く、この本の中でベーコンは自殺については触れておら

殺。（同）

アウグスチヌス

紀元三五四～四三〇年の古代キリスト教最大の教父・思想家。青年期マニ教・新プラトン主義などを遍歴、のちキリスト教に回心。故郷北アフリカのヒッポの司教となり、異端との論争を通じてキリスト教の神学的基礎を開く。パウロを高揚し、原罪を負う人間は神の恵みによってのみ救われるという恩恵論を提示。著『告白録』『三位一体論』『神の国』など。（同）

トマス・アクィナス

一二二五～一二七四年。中世最大の哲学者。キリスト教のドグマ（教理）を理性的に解明し、体系化するスコラ哲学を大成させた。著書に百科全書的な大書『神学大全』がある。

ず、患者に死の苦しみがある場合、医師はいたずらに生を引き延ばさず、安楽死によって苦痛の軽減をこそ図るべきとの主張をしています。

鯖田豊之《さばたとよゆき》『生きる権利・死ぬ権利』（新潮選書）によると、自殺の自由についていち早く論及したのは、一六世紀フランスの思想家モンテーニュの『随想録』でした。「生は他人の意志によるが、死は自分の意志による」と論じましたが、他方でストア派哲学の引用でがっちりかためて真意をぼかしてありました。本格的な自殺自由化論はイギリスの詩人ジョン・ダンが一六〇八年に書いた『ビアサナトス』でした。しかし、これが活字になったのはダンの執筆から四〇年近く後、死から一五年後の一六四六年でした。まだ、タブーから自由になれていなかったのです。

それが急転し、自殺に対する偏見《へんけん》が解き放たれたのは、予想もしない出来事がきっかけでした。文豪ゲーテが書いた『若きヴェルテルの悩み』（一七七二年）が、思わぬ波紋《はもん》を引き起こしたのです。哲学者のかた苦しい啓蒙《けいもう》思想より一編の文学作品のほうが、人々の心にすんなりと溶け込んだのでした。若き主人公ヴェルテルが人妻に恋いこがれ、叶《かな》わぬ恋の成就《じょうじゅ》のためにあの世での再会を夢見る。そして、旅に出ると称してピストル自殺をしてしまう――というロマンチックな物語は、当時の若者に新鮮な感動を与え、まず全ドイツで一大センセーションを巻き起こし、や

（同）

トマス・モア

一四七八～一五三五年。イギリスの哲学者。ケンブリッジ・プラトン学派の一人。新プラトン派やデカルトから影響を受け、生得観念を認める立場から神の存在論的証明を行なった。（同）

フランシス・ベーコン

一五六一～一六二六年。イギリスの哲学者・政治家。大法官にまで進む一方、学問の大刷新という雄大な構想を展開。自然に従うことによってのみ自然を征服できるという信念のもと、帰納法《きのうほう》を用い、経験と観察によって実在の法則を取り出すことをめざした。四つのイドラ（偶像）論も有名。著作『新オルガノン』『随想録』など。（同）

がてヨーロッパ中の評判になりました。ヴェルテルにあこがれる自殺者も相次ぎ、「ヴェルテル病」として社会問題にもなりました。

さらに一八世紀には、スコットランドの哲学者ヒュームが『自殺論』を著し、アウグスチヌスやアクィナスへの反論を展開しました。神が因果法則によって世界を創造したのなら、病気もその法則の自然な表われである、と考えたのです。自殺が神を冒瀆《ぼうとく》し、社会を害するという主張に対しては、被造物である人間の自殺が世界の秩序を混乱させると考える方が一種の冒瀆だと反論し、「人生から退く人は社会に何ら害悪を及ぼさない」と、社会に負担をかけるだけの生命の放棄を賞賛しました。また、フランスの百科全書派の思想家たちも自殺を適法と考えました。そして、一七九一年にはフランス刑法から自殺に関する規定が削除され、他の国でも次第に自殺が社会的に是認されるようになって行きました。しかし、安楽死が正面から論じられるようになるのには、もう一世紀の時間が必要でした。

一八七二年、イギリスのS・D・ウィリアムズが『Spectator』誌上で、安楽死が与えられるのは望む者に限られ、その希望さえ表明できないような重症者には与えられないのか否かを問い、それに応える形でL・A・トレマッチェが「不治の病人の新治療法」を著して安楽死合法化の提案を行ないました。これが現代の安楽死

モンテーニュ
一五三三～一五九二年。フランスの思想家。人間観察と己れの考察を書きついだ『随想録』により、ルネサンス期最大のモラリストとして批評的懐疑主義、理性的内省、寛容の精神を示した。(同)

ゲーテ
一七四九～一八三二年。ドイツの詩人・作家。『若きウェルテルの悩み』などで、シュトゥルム・ウント・ドラング(疾風怒濤《どとう》)運動の旗手として活躍。一〇年間、ワイマール公国で政務を担当。のちイタリア旅行の体験などを通じて、シラーとともにドイツ古典主義を完成。また、自然科学の領域でも業績をあげた。戯曲『ファウスト』『エグモント』、叙事詩『ヘルマンとドロテーア』、

論議へとつながるのです。

阿南成一《あなんせいいち》によれば、トレマッチェはその論文の中で、「後者の場合は、間近に迫った自然死が待たれるべきだとした。……この論議はいわゆる任意的安楽死のはしりであり、安楽死が任意意思に重点をおく（主観的安楽死）か、それともどうせ助からない患者の苦痛の除去に重点をおく（客観的安楽死）かという、今なおつづく論争点を初めからふくんでいた」（『安楽死』弘文堂法学選書）といいます。

さて、次項（Q7）では、トマス・モアの『ユートピア』、フランシス・ベーコンの『学問の進歩』などの著作や文学作品の中で、安楽死が具体的にどう描かれ、論じられてきたかを見てみることにします。

小説『ウィルヘルム・マイスター』、自伝『詩と真実』、自然科学論集『色彩論』など。（同）

ヒューム
一七一一〜一七七六年。イギリスの哲学者・歴史家。ロックの経験論を徹底させた懐疑論《かいぎろん》の立場に立ち、因果法則や実体の観念の客観性を否定し、自我は「知覚の束」にすぎないと主張するなど、伝統的形而上学に破壊的な批判を加え、カントの批判哲学の成立に重大な影響を与えた。著『人性論』『英国史』など。（同）

Q 7 文学などで安楽死はどんな描かれ方をしていますか？

トマス・モアの『ユートピア』や森鷗外の『高瀬舟』に、安楽死が登場します。古今東西の文学や著作で、安楽死はどんな取り上げ方をされていますか？

文学や哲学の大きなテーマである人の生き死にの問題には、古今東西の多くの作家や哲学者らが正面から取り組んできました。安楽死の問題に先鞭《せんべん》をつけたのは、イギリスのトマス・モアの『ユートピア』（一五一六年）です。この作品が誕生した背景について、次のような指摘があります。

「サー・トマス・モアの生涯とその『ユートピア』について考えることは、とりもなおさず、第十五世紀の後半から第十六世紀の前半にかけての、たんにイギリスのみではなく、広くヨーロッパの歴史を考えることにほかならない」（『ユートピア』岩波文庫版、訳者・平井正穂の解説。以下引用文は同書より）

具体的には、ルネサンスと宗教改革という新思潮が中世的な思潮と激突《げきとつ》した過渡期《かとき》の「恐ろしい時代」が背景にあったというのです。その中で、法律家として大法官にまで登りつめたモアは、同時に信仰心の厚いローマ・カトリック教徒でもありました。良心的な法律家の彼は、矛盾《むじゅん》が渦巻く現実世界に激しい怒りを覚え、その思いから「地球上のどこかにあってしかもどこにもない国家」を創造し、自由と規律を兼ね備えた理想の共和国として描きだしました。それはとりもなおさず、痛烈な現実批判だったのです。

しかし、国王からの弾圧《だんあつ》を恐れ（実際にモアはヘンリ八世の離婚問題に異を唱えて怒りを買い、大逆罪《だいぎゃくざい》で獄死《ごくし》しています）、空想化し滑稽化《こっけいか》させるとともに、ラテン文で書くという配慮もしています。もう一方の権力だったカトリック教会は、安楽死的な考えには一貫して否定的態度をとっています。でも、モアはユートピア国の宗教について述べた第二部第九章でも、カトリック信仰を強く前面に押し出した護教論的な立場からの宗教観を展開しませんでした。そこで、この章の末尾には次のような言葉を置いて、作品全体を終えています。

「たとえユートピア国にあるものであっても、これをわれわれの国に移すとなると、ただ望むべくして期待できないものがたくさんあることを、ここにはっきりと告白しておかなければならない」

モアの苦渋《くじゅう》がにじむ一文と言えます。さて、前置きはこれくらいにして、安楽

ヘンリ8世
一四九一～一五四七年。イギリス（イングランド）国王（在位一五〇九～一五四七年）。ヘンリー七世の子。王妃離婚問題を機に教皇と対立、首長令を発して国教会を設立しカトリック教会と決裂。修道院を解散し、中央集権化を推進して絶対王政を完成した。（『大辞林』第二版、三省堂より）

死のくだりを紹介しましょう。次の一節です。

「もしその病気が永久に不治であるばかりでなく、絶えまのない猛烈《もうれつ》な苦しみを伴うものであれば、司祭と役人と相談の上、この病人に向って、これ以上生きていても人間としての義務が果たせるわけではないし、いたずらに生恥《いきはじ》をさらすことは、他人に対して大きな負担をかけるばかりでなく、自分自身にとっても苦痛に違いない、だからいっそのこと思い切ってこの苦しい病気と縁を切ったらどうかとすすめる。また、今は生きているということ自体が拷問《ごうもん》ではないのか、もしそうなら死ぬということに対して臆することなく、いや、むしろ前途に明るい希望をもって、この牢獄《ろうごく》とも拷問ともいえる業苦《ごうく》の人生を、一思いに自らの命を断って脱するか、それとも他人にその労をとって貰って脱してゆくか、そのどっちかにしたらどうか、とすすめるのである」

不治の病による激痛で生き恥をさらして他者に負担をかけることは、自分にとっても精神的苦痛だろうというのです。こうした拷問のような人生に一思いに別れを告げる行為は、司祭のすすめに従うのだから信仰者にふさわしい行為であり、

「名誉ある死」でもあると説いています。現代の安楽死容認論に含まれる論点が、もうこの時点から提出されていたことは、注目されます。

他方、「司祭や市会が死の当然の理由を承認しない前に、自分の命を断った者は、土と火をもって葬るに相応《ふさわ》しくないものとされ、その死骸《しがい》は悪臭ただならぬ泥沼の中に捨てられる」とも書いています。司祭や役人の承認の有無が死後の扱いを分け、承認のない自殺は許されないのです。この点は、あくまで生を追い求めるキリスト教世界の現実を反映していると言えそうです。

「安楽死」(euthanasia)という言葉を、フランシス・ベーコンが『学問の進歩』(一六〇五年)の中で初めて用いたのは、モアの『ユートピア』から八九年後のことでした。この頃になると、社会状況もかなり変わりました。安楽死のすすめはもっとストレートな形でなされています。もう一つ注目すべきは、安楽死を「医師の職務」ととらえていることです。次のくだりです。

「なおまた、わたくしは、ただ健康を回復させるだけでなく、痛みと苦しみを軽くすることも医師の職務であると考える。そしてそのような軽減が回復の助けとなる場合だけでなく、きれいで安楽な死に方をさせるような場合にもそう

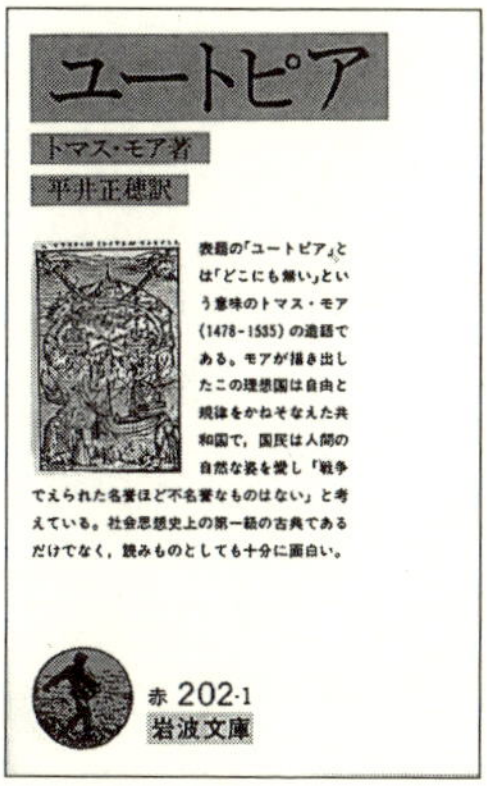

トマス・モア著『ユートピア』(平井正穂訳、岩波文庫)

なのである。というのは、あの安楽死こそは幸福であり、……（中略）ところが、医師たちは、それとは反対に、患者の回復の望みが絶えると、そこにとどまることをためらい、はばかる。しかし、わたくしの考えによれば、医師たちは、死の痛みと苦しみを和らげ軽くするために、安楽死の術を研究するとともに、せっせと骨おらねばならないのである」（『学問の進歩』『世界の大思想 6 ベーコン』河出書房新社所収）

ベーコンが安楽死を医師の義務として強調した点について、鯖田豊之は「ベーコンは、一方で、『絶望的な疾患の完全な治療』を研究しようとしない医学界の欠陥を指摘すると同時に、他方で、万一の場合は『ささやかならぬ幸福』たる安楽死の機会を奪うべきでないと主張したのである」（『生きる権利・死ぬ権利』新潮選書）と見ている。疼痛《とうつう》除去の技術が著しく進歩してもそれを駆使《くし》することなく、患者を絶望の淵に追い込んでいる現代医学も、その責めは免れないと私には思えます。

モアとベーコンの説く安楽死の共通点は、どちらも不治患者が病気ゆえの苦痛から逃れるための「厭苦死《えんくし》」を提唱していることです。その後も、東西の文学で描かれた安楽死はほとんどがこの厭苦死を取り上げています。

日本で安楽死といえば必ず引き合いに出されるのが、森鴎外《もりおうがい》の『高瀬舟』（一九一六年）です。これも厭苦死のお話です。舞台は、江戸時代に遠島《えんとう》を申し渡された京都の罪人を大阪へ回す高瀬舟。その中に弟殺しでつかまった喜助がいます。ところがなぜか、打ちひしがれる他の罪人たちとは異なり、この男だけは楽しそうな様子なのです。不可思議な思いに囚《とら》われた護送役の同心が、事情を質《ただ》します。そして、喜助が語ったいきさつとは——。

幼い時に両親を亡くした喜助は、弟と一緒に助け合って生きてきました。その弟が重病になり、ある日、頸部《けいぶ》を剃刀《かみそり》で切りつけ、自殺を図りました。「どうせなほりそうにもない病氣だから、早く死んで少しでも兄きに樂がさせたいと思ったのだ」という気持からです。喜助が医者を呼ぼうとすると、弟がとどめます。「早く抜いてくれ」との弟の頼みを容《い》れ、喜助は頸部から剃刀を引き抜いてやりました。その際に、「今まで切ってゐなかった所を切ったやうに思はれました」という手応えがあり、弟は息絶えました。その場面を近所の老婆が目撃し、喜助は役所に連れて行かれたのでした。

唯一の肉親の苦しみを見るに見かねての慈悲殺でした。いや、正確に言えば、すでに瀕死《ひんし》の状態の者に手を加えた「過失致死《かしっちし》」ではないか、という議論もありま

森鴎外
一八六二～一九二二年。小説家・劇作家・評論家・翻訳家・軍医。石見国津和野生まれ。本名、林太郎。別号、観潮楼主人など多数。東大医学部卒。日本の衛生学の開拓者。陸軍軍医のかたわら「しがらみ草紙」などを刊行して多彩な文学活動を展開、また、医学面でも封建性の払拭を目指し論戦をくりひろげた。晩年は歴史小説・史伝に進んだ。小説「舞姫」「青年」「雁」「阿部一族」「渋江抽斎」、翻訳「於母影」「即興詩人」など多数。（『大辞林』第二版、三省堂より）

すが、この話は一般には安楽死として解釈されています。鴎外は喜助に同情した同心にこう語らせています。

「喜助は其苦を見てゐるに忍びなかった。苦から救って遣《や》らうと思って命を絶つた。それが罪であらうか。殺したのは罪に相違ない。しかしそれが苦から救ふためであつたと思ふと、そこに疑が生じて、どうしても解けぬのである」（以下『高瀬舟』本文の引用は、『中央公論』一九一六年一月号を底本とするインターネット版「青空文庫」より）

同心の疑問は鴎外自身の疑問であり、この作品を書かせる動機でもあったはずです。「高瀬舟縁起」の中で、この作品が『翁草《おきなぐさ》』から題材を得たことを明らかにし、自身の関心のありかを次のように明かしています。

「ここに病人があつて死に瀕して苦しんでゐる。それを救ふ手段は全くない。傍《かたわ》らからその苦しむのを見てゐる人はどう思ふであらうか。縦令《たとえ》教のある人でも、どうせ死ななくてはならぬものなら、あの苦しみを長くさせて置かずに、早く死なせて遣りたいと云ふ情は必ず起る。こゝに麻酔薬を與《あた》へて好いか悪いかと云ふ疑が生ずるのである。其薬は致死量でないにしても、薬を與へれば、多少死期を早くするかも知れない。それゆゑ遣らずに置いて苦しませてゐなくてはならない。從來の道徳は苦しませて置けと命じてゐる。しかし醫學《いがく》社会には、これを非とする論がある。即ち死に瀕して苦しむものがあったら、樂に死なせて、其苦を救つてやるが好いと云ふのである。これをユウタナジイといふ。樂に死なせると云ふ意味である。高瀬舟の罪人は、丁度それと同じ場合にゐたやうに思はれる。私にはそれがひどくおもしろい。かう思つて私は『高瀬舟』と云ふ話を書いた」

医師でもあった鴎外らしい関心の持ちようです。すでに医療界内部でも安楽死を是認する論があることも指摘していますが、「ユウタナジイ」というドイツ語を出していることから推測すれば、欧米の動きを指していそうです。日本では明治期はもちろん第二次大戦後に議論が起きた時も、医療界は安楽死に否定的な空気が強かったのが現実です。

このほか現代文学では、ノーベル文学賞を受賞したロジェ・マルタン・デュ・

ガールの『チボー家の人々』（一九二二～一九四〇年）、D・H・ロレンスの『息子と恋人』（一九一三年）などにも安楽死の場面があります。『チボー家の人々』では腎臓病と尿毒症を併発《へいはつ》して苦しむチボー氏を息子兄弟がモルヒネ注射し、『息子と恋人』ではがん末期の母に息子が牛乳に致死量のモルヒネを入れて飲ませるというものです。これまた、末期患者の苦痛を取ろうとする厭苦死であり、モルヒネを肉親が盛るという点が共通しています。

厭苦死とは異なるものでは、深沢七郎の『楢山節考《ならやまぶしこう》』（一九五六年）が日本人にはお馴染みです。二回も映画化され、今村昌平監督の同名作品は一九八三年の第三六回カンヌ国際映画祭でグランプリを受賞しています。七〇歳になった者は誰でも楢山へ捨てられるという、信州の村にあった棄老《きろう》の掟を描いたものです。姨捨《おばす》て伝説とも言われるこの風習は、共同体の維持存続のために老人が集団から離れるものであり、それは即、死を意味しました。Q1で紹介した分類では、「放棄死」や「淘汰死」に該当するでしょう。

宮川俊行はこれを「淘汰死」に分類し、近代国家における戦時や大災害時という危機における物理的危機状況では「国家段階の淘汰死は、倫理以前の問題となる」と指摘しています。さらに、「また、原始社会、未開社会、古代社会における棄老

ロジュ・マルタン・デュ・ガール
一八八一～一九五八年。フランスの小説家。大河小説『チボー家の人々』で、二〇世紀初頭から第一次大戦に至るフランスの揺れ動く政治・社会・思想状況や時代的な苦悩を描出した。他に、小説『ジャン＝バロワ』、戯曲『ルルー爺さんの遺言』など。（同）

D・H・ロレンス
一八八五～一九三〇年。イギリスの小説家・詩人。性の問題を追求して現代文学に新しい領域を開いた。作『チャタレー夫人の恋人』『息子と恋人』『虹』など。（同）

の風習を想起せよ」と述べ、次のように解説しています。

「一般に生産力の発展が低度の社会にあっては、社会の負担となるだけの非労働力は切りすてられることが多かった。社会全体が、その負担をかかえて生きていくことがそもそも不可能だったのだ。とくに遊牧民や狩猟民において、このような事情は顕著《けんちょ》であったという。一つの社会の共同体としての物理的生存そのものがおびやかされている以上、こうならざるをえないのである。深沢七郎『楢山節考』はこのような社会を描いたものであるが、老人だけでなく不治の傷病者をはじめ、すぐには労働力として役に立たない嬰児《えいじ》などは、しばしば切りすての対象となる」(『安楽死の論理と倫理』東京大学出版会)

これが極端に悪用されればナチス・ドイツの安楽死政策ともなるわけで、国家や共同体レベルで見たとき、「弱い部分」「非生産的な部分」が歴史的に「安楽死」の対象になってきたという事実は銘記《めいき》しておくべきことだと思います。

深沢七郎

一九一四〜一九八七年。小説家。山梨県生まれ。姨捨《おばす》て伝説に取材した『楢山節考』で反響を呼び、土俗の底にある下層庶民の人間的感情を描く。『笛吹川』『風流夢譚』『庶民列伝』など。(同)

Q8 ヒトラーのナチスも安楽死を実行していたのですか？

「ユダヤ民族の抹殺」を掲げたナチス・ドイツは、ユダヤ人を迫害しただけでなく、心身障害者らも殺したそうですね。なぜなのですか？

［ナチス・ドイツの優生思想］

人類史上最悪の蛮行《ばんこう》として記憶されるナチス・ドイツのユダヤ民族大虐殺の発端は、安楽死政策でした。優生思想に基づく「生きる価値のない生命の滅却《めつきやく》」が唱えられ、それがエスカレートした結果が強制収容所だけで六〇〇万人もの命を奪ったホロコーストとなったのでした。ナチスの安楽死政策は、その後の各国の安楽死運動に暗く大きな影を落としました。

第一次大戦後の悪性インフレに見舞われていた一九二〇年、ドイツの刑法学者カール・ビンディングと精神科医A・ホッヘが「生きる価値のない生命を絶つことの解禁」という論文を発表、安楽死を法制化する運動が盛んになりました。この論文は「ケガや病気で救済見込みのない者」「不治の白痴」など共同体にとって無益

ホロコースト（holocaust）

大虐殺。特に、ナチスによるユダヤ人の大量殺戮をいう。（『大辞林』第二版、三省堂より）

な患者に安楽死を求める内容で、当時のドイツの安楽死運動も患者本人の苦痛を救うという人道的観点からのものではなく、役に立たない者による社会の負担を取り除こうという趣旨によるものでした。

これを悪用したのが、ヒトラーのナチスです。ナチスは政権を握った一九三三年、まず「断種法《だんしゅほう》」を成立させました。遺伝による心身の障害をもつ人には断種を施せるという内容で、それによって国家財政の負担を軽減しようというねらいがありました。二九年には世界恐慌が始まっています。その影響が、こんなところにも影を落としていたのです。

次いでナチスは、同じ年に刑法改正に関する覚書も出しています。この中では、病苦から患者を解放する安楽死を認めるとともに、「生きる価値のない生命の滅却」という考えを打ち出しました。「もし国家が全快の見込みのない精神病者などについて、法律により官の機関がその命を絶つよう命ずるのなら、それは国家の命令にほかならない」というのです。

「生きる価値のない生命」とは、共同体＝国家にとって負担になる存在にほかなりません。個人より国家を上におく全体主義思想にあっては、何より国が優先されるのです。さらに、ゲルマン民族はどの民族よりも優秀であるという神話が、これ

断種法

「断種」とは手術などで生殖能力を失わせること。ナチスの断種法では、先天性知的障害、精神分裂病、そううつ病、遺伝性てんかん、ハンチントン舞踏病などの病者を断種の対象とした。世界初の断種法は一九〇七年、米国インディアナ州で制定されており、以後全米の多くの州で法制化した。

に結びつきました。優秀な民族をさらに優秀に、そして強い国家にするために、「弱者」は邪魔《じゃま》だというのです。こんな傲慢《ごうまん》な考えを正当化したのは、淘汰《とうた》による生物の進化を説いたダーウィンの進化論に淵源《えんげん》をもつ優生思想でした。

三九年八月、ナチスは「安楽死法」を国会に上程します。ところが、翌九月、ヒトラーはポーランドへ侵攻し、第二次世界大戦が始まりました。安楽死法は棚上げとなり、それに代わってヒトラーは統帥権《とうすいけん》を行使して「T4作戦」と呼ぶ秘密の計画を一〇月からスタートさせ、戦争終結まで続けた結果、二七万五〇〇〇人もの命がこの計画で奪われたのでした。

「T4作戦」の対象になったのは、最初は新生児や乳幼児でした。心身に障害のある三歳以下の子供たちが医師や助産婦らによって報告され、三人の医師の簡単なチェックで生きるに値するか否かが決められ、値しないと判断された子供は注射で殺されるか餓死《がし》させられました。そして、対象者はすぐに年長の子供や大人の障害者へと拡大されました。

報告が義務付けられた病気は精神分裂病、てんかん、身体マヒ、梅毒、脳炎、ハンチントン舞踏病などで、さらに犯罪常習者や非生産的な徒食者、政治的・社会的に不要な人物へと広げられ、ついにはユダヤ人や黒人、ロマ（いわゆるジプシー）にも網

T4作戦
作戦本部のあった地番（シャルロッテルブルグ・ティアフルデン四番地）から命名。

くさび理論
「滑りやすい坂」論に同じ。最初の危険なくさびが打ち込まれると、次々とその領域を拡大するくさびが打ち込まれ続け、守るべき境界線があいまいになることを恐れる論。ナチスの「安楽死政策」に対する批判として用いられた。「滑りやすい坂」論は→Q18。

ニュールンベルク綱領
ジュネーブ宣言
ヘルシンキ宣言
患者の権利章典
いずれも詳しくは→Q23。

がかけられました。この人たちはガス室へ送られ、死因は心不全や肺炎として処理されました。ナチスのこの手法は「くさび理論」(wedge argument)として、その後の安楽死論議の中でも乱用を指摘する際に引き合いに出されるようになりました。

ナチスの犯罪は、四五年一一月から四六年一〇月まで開かれた「ニュールンベルク裁判」で厳しく糾弾《きゅうだん》されました。一五人の医師が有罪となり、うち七人は死刑にされました。安楽死、ホロコーストの対象になった人たちに人体実験がなされていた事実への反省として、一〇項目からなる「ニュールンベルク綱領」が出されました。綱領は「研究対象となる人間の自発的承認が絶対に重要である」という第一項から始まり、人体実験に際しての厳しい倫理を定めています。これが、四八年に世界医学会が出した「ジュネーブ宣言」、六四年の「ヘルシンキ宣言」、さらに七三年のアメリカ病院協会による「患者の権利章典」へと発展的に継承され、今日のインフォームド・コンセント原理に結実しています。

ナチスの安楽死は患者の意思を無視したもので、今日の安楽死とはまったく異なるものです。でも、戦後の各国の安楽死推進運動をどん底へ突き落とすほどのショックを与えました。「安楽死」(euthanasia)という言葉には負の烙印《らくいん》が押され、運動はかなりの期間、停滞を続けました。そこで、各国の安楽死協会は「尊厳死協会」

インフォームド・コンセント(Informed consent)

日本語では「説明と同意」と訳されることが多い。理解能力のある患者に医師が、自分の病名、病状、複数ある治療法のメリット・デメリット、費用、予後の見通しなどをわかるように説明し、患者が自身で選択の上、同意を与えること。一九五七年、大動脈に造影剤を注入して撮影する検査のミスで下半身マヒになった「サルゴ事件」で米国カリフォルニア州最高裁判決が、医師は外科的処置と手術に伴うあらゆるリスクについて患者に説明する義務があることを明らかにした。これが「インフォームド・コンセント」と初めて命名され、その後の発展を見た。

などと名称変更をするようになります。日本も例外ではありませんでした。それに伴い、運動の目標を積極的安楽死から尊厳死へと切り替えるのが、世界の大勢になったのでした。

しかし、ナチスの安楽死は徹底批判されたはずなのに、社会に不要な存在の抹殺による共同体の負担軽減という、その根本思想が完全に払拭《ふっしょく》されたのかとなると、疑問を禁じえません。阿南成一は次のように指摘します。

「たしかに、ナチスの安楽死は全体主義思想およびゲルマン種族の優生という独断思想によって歪められたものではあるが、人間の生命を功利的にとらえる点では、他のソフトな安楽死是認論にも、いや安楽死論一般に共通するところがないとはいえないであろう。『どうせ役に立たない』とか、『生きていてもしょうがない』とかの考えが、意識的たると無意識的たると、安楽死是認論の背後に存在すると思われるからである」（『安楽死』弘文堂）

身近なところでは家計の負担、大きなところでは国家財政の負担が、現実の問題として安楽死論議にはついてまわります。この点については別項で詳しく検討す

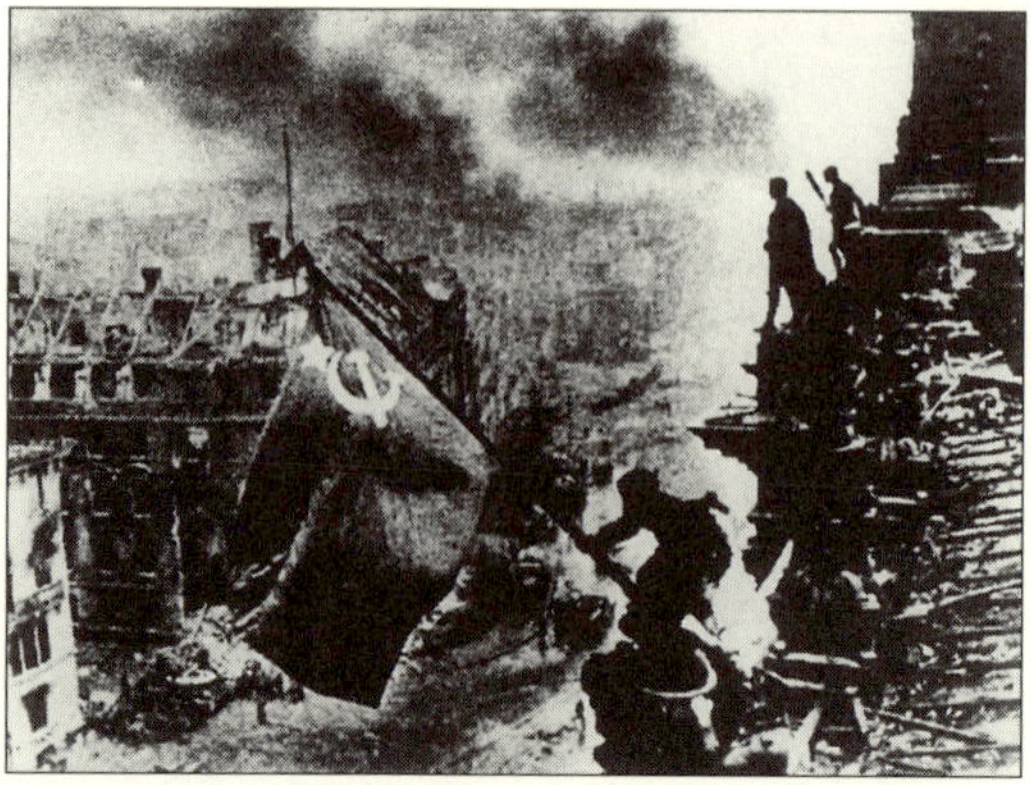

ベルリン陥落で安楽死政策を進めたナチスは崩壊した。（『毎日新聞』提供）

るとして、阿南と同じ危惧《きぐ》を私ももっています。もう少し、具体的に見てみることにしましょう。

［安楽死運動に潜む優生思想］

日本の安楽死運動を強力にリードし、その基礎を築いたパイオニア的存在に太田典礼《おおたてんれい》医師がいます。当初は積極的安楽死の推進論者でしたが、途中から運動のターゲットを尊厳死に絞り、自身の主張も柔らかくなって行きました。ナチスの安楽死については、

「ヒトラーは安楽死に籍口《しゃこう》し、むしろ安楽死思想からヒントを得て、国家が必要としない人間の大量抹殺を企てたのであった。それは、いうまでもなく今日的課題としての安楽死実施の許容条件を充たしていなかった。いわば安楽死以前の野蛮行為《やばんこうい》というべきであり、ナチス国家の政策遂行《すいこう》上の邪魔者《じゃまもの》や好ましからざる人物を末梢《まつしょう》するという憎むべき虐殺行為にすぎなかったと見るべきである」（『安楽死のすすめ』三一書房）

と手厳しい批判も加えております。その同じ人が同じ本の中で、次のようなことも語っているのです。

太田典礼

一九〇〇〜一九八五年。医師。九州帝大医学部、京都帝大大学院卒。四八年には社会党から衆議院議員に当選し、「優生保護法」制定に協力した。避妊具の「太田リング」の発案者としても有名。日本安楽死協会（のちに日本尊厳死協会）初代理事長。

「老人医療の無料化など老人尊重論の高まりの裏には、すでに老人公害というようなことがいわれており、無益な老人は社会的に大きな負担である。トインビーは『知能なき老人は罪悪である』とまでいっている。本人も、いつまでも皆に迷惑をかけることを悩む。老人でなくても、ただ社会的負担になる人命をどこまで尊重すべきか、医学の発達のかげに起っている問題である。

しかしこれはもはや医学の領域をこえた哲学や社会的課題となる」

哲学の対象、社会的課題として考えた末に、老人の命をいっそう大事にしましょうという結論に落ち着くのなら胸をなでおろせるのですが、太田の結論はどうやらその逆なのです。自然科学者として割り切りのよすぎる論を張るのが太田の特徴だったようですが、看護教育が専門の清水昭美《しみずてるみ》は『増補　生体実験』(三一書房)の中で、一九七八年一一月一一日にTBSで放映された土曜ドキュメント「ジレンマ」における太田と当時の日本安楽死協会理事の発言に、厳しい批判の目を向けています。同書から引用します。

太田典礼(安楽死協会理事長)　命(植物状態の人間の)を人間とみるかどうか。

トインビー

アーノルド・J・トインビー。一八八九年〜一九七五年。イギリスの歴史学者。アーノルド・T・トインビー(経済史家)の甥。歴史の基礎を文明に置き、文明の発生から消滅に至る法則により人類文明史を体系づけた。著『歴史の研究』。(同)

鈴木次郎（東北大脳外科教授）　非生産的だからというのは……鬼か蛇か。鬼か蛇でも、そんなことは言わない。

太田典礼　鬼か蛇でなければ医師はつとまらない。人間としての自覚が不足している。

和田敏明（安楽死協会理事）　生きているに値するか。

太田典礼　弱者で社会が成り立つか。家族の反社会的な心ですよ。葬式はでにするのと一緒ですよ。

佐々典子（息子佐々康夫二九歳が七一年九月交通事故にあい手術をうけたが、植物状態を続けている）何と言われようと、私には康夫がいますよ。最初は腹が立って、わかってもらえない。私には康夫がいるんだ。言いたい人は言いなさい。理解してもらえないのが社会なんだ……社会に甘えているのだと……。

和田敏明　僕はバスコントロールと、この死のコントロールは似ていると思うんだよ。人間のやっぱり叡智《えいち》がもう無制限に子供を生んで人口を増やすのが能じゃないと、気がついた時にバスコントロールの思想が生まれてきたんだよな。おんなじように、やっぱりこの宇宙とか地球とか、全般の問題を考えた時に、デスコントロールという問題が生まれるんじゃないかと思いますね。ですから、やっぱり人間の進歩の過程のこりゃ問題だろうと思いますね。何百年か後には、その問題おきてくるんだから、その前にやっぱり人類は賢いんだから、やっぱりね、未来をもったそのコントロール、自己抑制は必要なんじゃないですか。いや、ナチスがね、ガス室とかさ、ユダヤ人のああゆうね、ジェノサイド的なことやったこと、こりゃ非常に罪悪だ。しかし、あれのよっておこった思想は悪くないと思うよ。ああ、不要の生命を抹殺するってことは、社会的に不要の生命を抹殺ってことはいいんじゃないの。それとね、あのナチスのやったジェノサイドとね、区別しなければ。発想いいと思うよ、おれ。

吉永はる子（TBSディレクター）　しかしね、そういう考えを推し進めていくとね、その先生の考えはファシズムにつながるんじゃないですか。

和田敏明　いや、僕らは、自分の一生を顧みてだな、ファシズムに反対するようなことをやってきた男ですからね。そう、ファシズムがやったああゆう大量虐殺は勿論反対だけれども、社会の進歩、人類の進歩のためには、在来の生命観、生命の尊重論ではいけないんじゃないかというのが、私の考えなんですよ。

佐々典子　私たちが、エゴイズムで生かそうとしたって生かすことができない命、死んでもらいたいと思ったって、何度かそんな気持になったって殺すことができない命は、何ものかの力で何かの手で支えられている命じゃないかと思うのですね。だとすれば、やっぱり親とか子供とか以前の人間本来の愛というもので、やっぱり助けていこうという気持にさせられるんじゃないかと……。

和田がずいぶんと簡単に「不要な生命」という言葉を使っていることに、私は違和感《いわかん》と不快を覚えます。はたして何をもって「不要」と判断できるのでしょうか。誰がどんな基準で判断するのかが、厳しく問い直されてしかるべきでしょう。太田の「弱者で社会が成り立つか。家族の反社会的な心なんですよ」との発言も、ナチスを克服したとは思えません。

この放映から四半世紀がたちます。この間、日本の安楽死運動も深化し、このような発言はさすがに影をひそめたといえます。でも、人間の命を功利的にとらえたり、全体のために個人が犠牲になることを強いたり、弱肉強食の論理を当然視するような土台に立つ安楽死推進論は、まだ根強くあります。戦後最悪の不況下、都合のいい「自己責任論」を振り回す政治がのさばっている今の日本社会を見るにつけ、ナチス体験の克服は今なお私たちの眼前に大事な課題として残されていると思います。

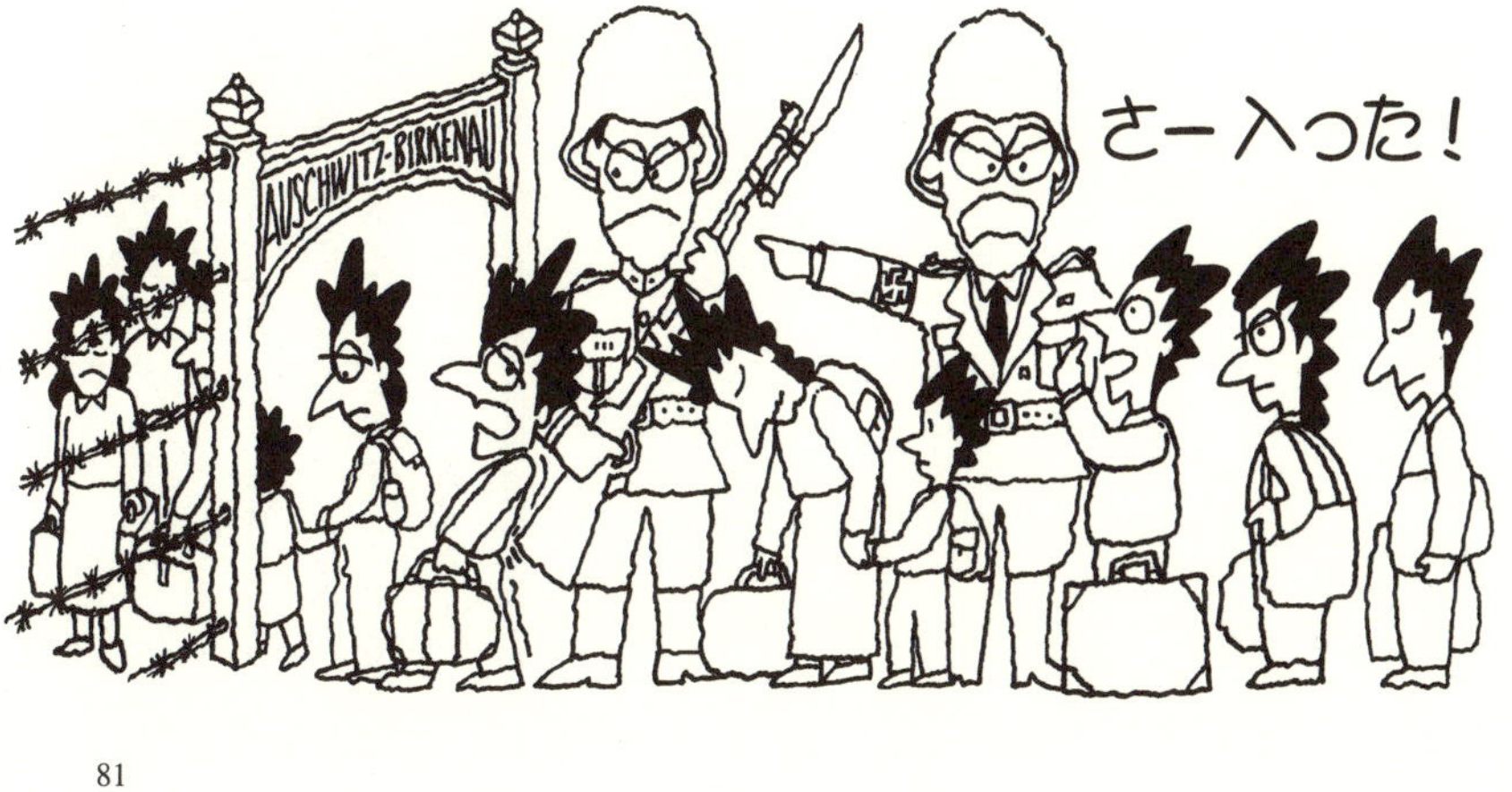

Q9 日本の安楽死論議はいつごろ、どんな内容で始まりましたか？

日本は安楽死の先進国だ、と聞いたことがあります。どうしてなのでしょうか？どんな人たちがどんな議論をし、どんな歴史があるのかを教えてください。

世界各国の動きと同様、日本でも一九三〇年代から安楽死論議が高まってきました。当時は、刑法学者の間で肯定論《こうていろん》が、医者の間で否定論がそれぞれ支配的でした。戦後になると、五〇年四月、「日本初の安楽死裁判」の判決が東京地裁で出されています。

事件は四九年五月に東京・品川で発生。メッキ工場を営んでいた在日朝鮮人男性が、一二年前に脳出血で倒れて全身不随《ぜんしんふずい》になっていた母親から「早く楽にしてくれ」と頼まれ、青酸カリを飲ませて死なせたというものです。メッキ工場は前年に友人と共同出資して始めたものですが、不振でした。また、男性の父は前年に朝鮮の郷里に引き揚げており、母は父が迎えに来てくれるのを心待ちにしていました。ところが、この日、郷里から渡航してきたという人物が父の生活困窮《こんきゅう》ぶりを伝え、その話を知らされて望みを断たれた母親がいたく落胆《らくたん》、息子に殺してくれるよう頼んだのでした。

東京地裁の判決は、嘱託殺人罪《しょくたくさつじんざい》を適用し、懲役一年、執行猶予二年の刑でした。帰国の望みが断たれて落胆したという精神的な苦悩がいかに激烈《げきれつ》であっても、それを取り除こうとした行為を正当行為とは認められないという趣旨《しゅし》でした。つまりは、精神的苦悩は安楽死の成立要件にならないというのです。そして、どんなときに正当行為として違法性を阻却《そきゃく》するかは「個々の具体的要件を仔細《しさい》に検討しなければならない」と述べるにとどまりました。

日本の安楽死論議を一気に深化させ、世界の注目を集めることになったのは、一九六二年一二月に名古屋高裁が出した判決でした。ここで、安楽死の違法性を阻却する要件が、具体的に六つ示されたのです。今や世界の最先端を突っ走るオランダで、国民的議論を巻き起こしたポストマ事件の判決が出されたのが七三年。アメリカのカレン事件で州最高裁判決が出されたのが、七六年。それらよりも一〇年以上も早い時期であり、この点に着目すれば、日本は「安楽死先進国」だったと言えるかもしれません。

事件は六一年七月に起きました。五年前に脳溢血《のういっけつ》で倒れ、二年前に再発してか

嘱託殺人罪
刑法二〇二条の「自殺関与」の中の一つで、「被殺者の嘱託を受け」、つまり死ぬ本人に頼まれてその人を殺すこと。通常の殺人罪より罰が軽い。

らは全身不随と激痛に苦しむ父親が、「早く死にたい」「殺してくれ」と叫びます。それを息子が見かねて牛乳に有機リン酸の殺虫剤を入れ、事情を知らない母親が飲ませて死なせてしまったというものです。息子は家業の農業を継ぎ、地域の青年団長を務めたり弟妹の世話をよくみる真面目な孝行息子で、事件に多くの人から同情が寄せられました。

一審では刑の重い尊属殺人罪を適用して懲役三年六月の実刑判決が言い渡されましたが、二審の名古屋高裁の判決ではこれを破棄《はき》、嘱託殺人罪で懲役一年、執行猶予三年としました。この事件も安楽死とは認められなかったわけですが、注目されるのは、判決で「次のような厳しい要件のもとにのみ、これを是認《ぜにん》しうるにとどまるであろう」と違法性阻却要件を示したことです。その要件は、①病者が不治の病に冒され、死が目前に迫っている、②病者の苦痛が甚だしい、③死苦の緩和目的でなされる、④病者の意識が明瞭で、本人の真摯《しんし》な嘱託または承諾《しょうだく》がある、⑤医師の手によることを本則とする、⑥方法が倫理的に妥当なものである——という六つでした。

日本ではこの事件以前にも数件の慈悲殺事件が起き、いずれも実行者が有罪とされていますが、これらの事件に共通するのは実行者が医者ではないことでした。

尊属殺人罪

刑法二〇〇条に「自己又は配偶者の直系尊属を殺したる者は、死刑又は無期懲役に処す」との規定があった。儒教的精神の濃い内容で、尊属を殺した人は通常の殺人より重く罰せられていた。しかし、現実にはむしろ同情すべき事情のあることも多く、一九七三年、最高裁は尊属殺事件の判決で二〇〇条が憲法一四条の平等条項に違反していると明らかにした。しかし、国会の対応は遅く、九五年になってやっと二〇〇条が削除された。

判決では「医師の手による」ことを明言して私人の実行に釘を刺し、同時に、医師に特別な地位を認めたのです。その後、Q1で紹介した東海大学医学部付属病院事件の横浜地裁判決でこれを修正する形で四要件に絞り込まれ、今はこの四要件が日本の安楽死の有力な基準となっています。要件の問題点については、Q14で詳しく検討することにします。

名古屋高裁の判決が出ると、マスコミでも安楽死を取り上げることが多くなり、賛否両論が活発に交わされるようになりました。その頃の様子を太田典礼は次のように書いています。

「昭和三十七年に名古屋高裁で安楽死に対する判決があり、安楽死の六つの要件をいっているが、その頃、ものを書く医者がいろんな雑誌に、安楽死反対の意見を発表していた。三浦袋栄、杉靖三郎《すぎやすさぶろう》なんかもはっきり反対していた。そこで私は、医者が反対するのはおかしい、私は以前からどんどんやっていた。今頃なぜ反対するのか、と判決の翌年にすぐ初めて安楽死を肯定する論文を『思想の科学』に発表した。昭和三十八年のことである。ところが誰一人相手にしてくれないで、十年近く無視されていた。私はその論文で英米のような安楽死協会をつくろうと書いているし、何とか賛成者をみつけて運動にもり上げたいと苦心していた。その後安楽死のケースがだんだん多くなって、新聞にも出るようになると、私の論文を転載《てんさい》したいというところが増えてきた」（「随想三題」、太田典礼・田村豊幸編『ガンと安楽死』人間の科学社）

この太田の呼びかけに、やがて日本家族計画協会の吉川恵徳、刑法学者の植松《うえまつ》正《ただし》、建築家の沖種郎《おきたねお》、大学教授の宮野彬《みやのあきら》、医学者の中井卓次郎《なかいたくじろう》らが賛同し、七六年一月に日本安楽死協会を設立、太田が初代理事長に就任しています。同年八月、協会は東京で国際会議を開き、「東京宣言」を出しています。日本で名古屋高裁、アメリカでカレン事件、オランダでポストマ事件の各判決が相次いで出され、国際的にも機運が盛り上がっているタイミングでの開催でした。

会議には、イギリス、アメリカ、オランダ、オーストラリア、フィリピンの五カ国一二人が参加、日本側からは太田をはじめとする協会の主要メンバー二十数人が顔をそろえました。陪席《ばいせき》判事として名古屋高裁判決を書いたあと弁護士となった成田薫《なりたかおる》も、協会の理事として名を連ねています。日本代表として報告に立った太田典礼は、「安楽死の解釈は、会員、役員の間でもまだ必ずしも一致していないので、目下検討調整に努力しています」と述べ、立法化については「立法化についての世界的傾向は、消極的安楽死の立案が多いので、日本でもできることから始めようという意見が強く、反対論や誤解の少ない消極的安楽死法案の作成をまず手がけています」と明らかにしています。州レベルで尊厳死法を制定しだしたアメリカの動きに刺激《しげき》を受けながら、「できること」から始めて運動の基礎を築こうとしたことが、うかがわれます。

会議で出された「東京宣言」も、すべての人に「品位ある死を選ぶ権利」があることを認めた後に、「個人の願望の宣言書、または〝生者の意志〟は、人間固有の権利として、すべての関係者に尊重されるべきである。したがって、すくなくとも現在においては、この宣言書、または〝生者の意志〟が法的に効力をもつことを要求し、この線にそって立法化への努力がなされるべきである」と宣言しています。

まずは、尊厳死とそれを実現させるためのリビング・ウィルの立法化を、国際的に連帯しながら推進することを確認したものです。

七八年一一月、日本安楽死協会は「末期医療の特別措置法案」の作成に着手し、七九年三月、その内容を発表しました。同月、太田典礼は衆議院法務委員会に参考人として呼ばれ、苦痛緩和《くつうかんわ》を目的する安楽死の法制化については「必要ない」と明

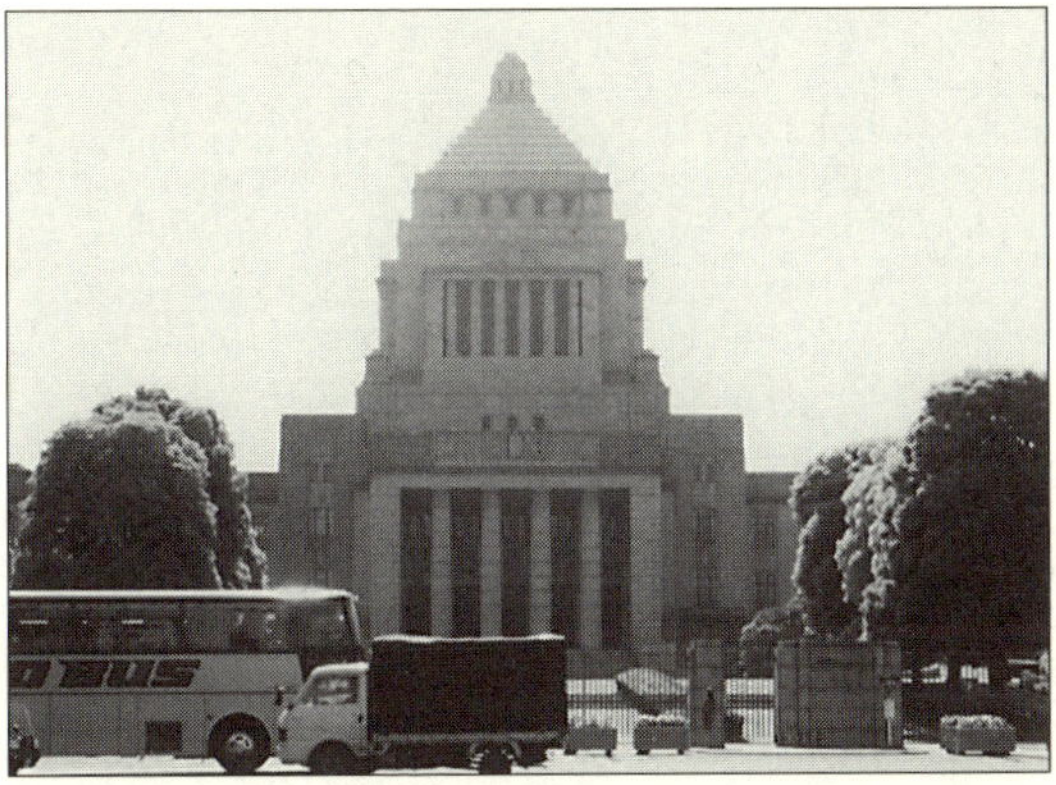

安楽死論議は国会でも

言し、法案の目的は「不治かつ末期の状態にあって過剰な延命措置を望まない者の意思に基づき、その延命措置を停止する手続きを定める」と説明しています。東京会議時の基本方針に則ったものといえましょう。

しかし、Q8で見たように、七八年一一月放映のテレビ番組で太田と協会理事の和田は、植物状態の人を「生きているに値するか」とか、「弱者で社会が成り立つか」などとも発言しています。協会の運動目標が必ずしも人工的延命措置の中止だけにあるとは思えない要素も、まだ見受けられます。こうした太田らの精力的な活動は賛同者を増やすと同時に、警戒心《けいかいしん》も呼び起こしたようです。

七八年一一月、「安楽死法制化を阻止する会」が発足しました。武谷三男《たけたにみつお》、那須宗一《なすそういち》、野間宏《のまひろし》、松田道雄《まつだみちお》、水上勉《みずかみつとむ》の文化人五人が、発起人になりました。小児科医として著名だった松田は、安楽死に対する自分の思いを次のように明かしています。

「現在の日本でいわれる安楽死は、病院の医師がもっと患者の立場をかんがえて、死ぬにきまったものの命をのばさないでほしいという意味である。治療がなっとくずくでおこなわれているなら、それは実現しているはずだ。なっとくできない治療、医者の一方的な治療をそのままにしておいて、安楽死法という

松田道雄
一九〇八〜一九九八年。小児科医。茨城県生まれ、京都大学医学部卒業。戦後、京都の自宅で小児科医院を開業し、在野の医学者として患者の立場に立った医療、母と子の立場に立った育児に尽くす。四九年、『赤ん坊の科学』で毎日出版文化賞、六三年、『君たちの天分をいかそう』で児童福祉文化賞を受賞。

法律によって現状をあらためられるとおもうのは、けんとうちがいだろう」(『安楽死』岩波ブックレット)

法律を作る前に、改善すべき医療の現状があるというのです。しかも、医師がもっときちんと患者の納得のいく治療を行なっているなら、無駄な延命措置の中止(=尊厳死)はもう実現しているはずであり、法律によって改善すべき問題ではないと指摘しているのです。

もう一人、「阻止する会」の連絡役を担当した清水昭美も、太田が法制化の論拠《ろんきょ》としてあげてきた「事件」がいずれも、苦痛を見かねた家族が本人の頼みをきいれた「殺人」であり、法案にあるような、過剰な延命措置の是非をめぐっての議論はそれまでになかったことを指摘しています。当の太田自身が「消極的安楽死は日本ではまだ一度も事件になっていない」と、法務委員会で述べたことも指摘し、法制化運動の矛盾を突いています。そして、松田と同じような主張をします。

「『安らかな、楽な死』の実現は、社会的な多くの努力の積み重ねによって、少しずつ可能になっていくことであって、一つの法律で簡単に実現できるもので

はない」(『増補　生体実験』三一書房)

いわゆる尊厳死は、医療現場における努力の積み重ねによって可能になるというのです。それがなされていないことこそを、問題としているのです。「阻止する会」とは別に、「医療辞退連盟」という団体が七五年一二月に結成されています。順天堂大学教員の守屋博《もりやひろし》が提唱し、医事評論家の大渡順二《おおわたりじゅんじ》らが賛同してつくりました。「植物人間のような状態でいたづらに生命を引き延ばされるような過剰《かじょう》で不自然な医療は前もって自主的に辞退しよう」と訴えるものです。安楽死協会の主張とも重なるようですが、法制化については反対の立場でした。太田が大渡に真意を確かめた結果を、こう書いています。

「会って話してみると、今の医師は信用できない、安楽死の判断をまかせられないから安楽死には反対だ、とのこと。私は医師を信用できないから安楽死を立法化して病者を守り、医師の立場をも楽にする必要があると考えるもので、同じ医師不信が反対の意見を生んでいることがわかった」(日本安楽死協会編『安楽死とは何か』三一書房)

八三年、日本安楽死協会は「日本尊厳死協会」に名称変更しました。各国の例にならったのと一部の人たちの誤解を解消するためというのが、協会の公式説明ですが、内部では激しい議論があったようです。保阪正康《ほさかまさやす》『安楽死と尊厳死』（講談社現代新書）によると、当時はまだ、協会内に積極的安楽死を主張する勢力も大きかったといいます。積極的安楽死派と消極的安楽死派の対立がピークに達したのは、一九八〇年にイギリスのオックスフォード大学で開かれた第三回国際会議での総括をめぐってでした。

イギリスの協会員から『自殺の手引き』というパンフレットの配付案が持ち出され、その扱いについて日本安楽死協会内部でも論争があったというのです。配付を認めるのが積極的安楽死派、認めないのが消極的安楽死派です。結果は、後者の立場が採られました。また、多発性硬化症に悩み自殺を希望していた友人を薬剤で死なせて法廷で裁かれることになった、スウェーデンの女性協会幹部を太田典礼が日本へ招待しようとしたところ、その企画も理事会で否決されました。

「この二つの事件によって、日本安楽死協会は積極的安楽死の立場を捨てた。そして、協会の方針として、『自発的消極的安楽死』を採り、積極的安楽死を原

則として認めない、自殺を勧めたり助けたりしないとの決議を行なった」（保阪前出書）

協会名改称にはこんな背景があったそうです。協会は社会から厳しい批判を受けたし、会員数の伸び悩みという現実問題も抱えていました。しかし、改称し、目標をリビング・ウィルの普及に絞ったことで、その後はうなぎ上りに会員数を増やしています。

懸案《けんあん》の「末期医療の特別措置法」はこの年、国会に提出されましたが、審議未了で廃案になりました。しかし、日本医師会が九四年三月に、日本学術会議が九四年五月に、それぞれ尊厳死を認める見解を発表し、無駄な延命治療の中止は社会的合意を得るようになってきました（↓Q19）。

この尊厳死が一般国民にも意識されるようになったのには、八八年～八九年に下血と輸血を繰り返し、その様子が日々マスコミで伝えられた昭和天皇の闘病報道、九〇年に自らの信念で尊厳死を選んだライシャワー元駐日米国大使の死亡報道が、大きなきっかけとなりました。そうして、Q1で紹介した東海大学付属病院事件の判決などへ、流れが引き継がれていったのです。

ライシャワー元駐日米国大使

一九一〇～一九九〇年。東京で生まれ、米国ハーバード大学で東アジア研究に携わった第一人者。一九六一～六六年に駐日大使となる。日本との「イコール・パートナーシップ」を掲げて活躍した。死の三カ月前に延命拒否の書面に署名し、死の二日前に生命維持装置を外して尊厳死した。

Q10 安楽死を推進する人たちには、どんな理由があるのでしょうか？

人の命を断つ究極の選択を国の制度として認めさせるには、それ相当の根拠が必要だと思います。安楽死に賛成の人たちの根拠はどんなものなのですか？

これまで見てきたように安楽死問題には長い歴史があり、その内容にも変遷《へんせん》があります。ここでは、今一番の焦点になっている、自発的積極的安楽死と自殺幇助に論点を絞って、推進側の論拠を考えてみます。なぜ、この二つなのかは、この二つで賛否両論がぶつかっているからです。

逆に言えば、いわゆる尊厳死（消極的安楽死＝治療の中止。↓Q19）はすでに各国で認められるようになり、間接的安楽死（痛みを取る措置が副次的に死を早めてしまうもの。↓Q2）も適法とされてきています。その反対に、患者本人の意思を無視する強制的安楽死や、任意や本意でない安楽死も、けっして許されないものとして共通の認識がなされています。

ですから、推進側の当面の目標は、これらを除いた二つの行為の社会的・法的是認にあるわけで、ちなみにオランダの安楽死法はこの二つを認めています。二つを俎上《そじょう》に乗せ、Q10では推進側の言い分、Q11では反対側の言い分を検討してみようと思います。

自発的積極的安楽死も自殺幇助も、病気でどうにも耐えられない苦痛を訴える患者に、医師が致死薬などを与えて死なせる行為です。大きな違いは、前者では医師が直接手を下すのに対し、後者では医師は薬を用意するまでで、後は患者本人が行なうという点にあります。たしかにこれらの措置で苦しみは無くなるでしょうが、それが患者本人の命と引き換えになされるのです。なぜ、それが法的に許されると考えるのでしょうか。代表的な見解には、次のようなものがあります。

〔人権論〕

最近有力になってきた論拠は、「自己決定権」を前面に出した人権論です。人は自分の人生をどう生きようが自由であるし、自分の所有物をどう処分しようが勝手である、そうであるなら自分の命をどう終えるかもその人次第だという論です。他人に害を与えない限り、この自己決定権を最大限に尊重するべきだ、と主張するのです。かなり西欧的な個人主義に立脚した理屈と言えます。

自己決定権は、患者の自律性という原理に裏打ちされています。医療の世界で認められている医療倫理には、次の四つの原理があります。①自律尊重の原理、②善行の原理、③無危害の原理、④正義の原理――です。「自律」とは他からの支配を受けずに自分で考え、自分で決めることであり、これが他の原理以上に最も大事なことだとされています。

しかし、今これがことさら強調されるのは、裏返せば現実の医療現場で患者の自律性がいかに無視され、蹂躙《じゅうりん》されてきたかを物語っています。つまり、従来のパターナリズムによる、むだで悲惨な機械的延命治療の押し付けを撥《は》ねのけるために、この原理が強調されているとも言えます。患者にきちんとした情報を与え、どんな治療をするかしないかの選択は患者の意思に委ねるべきだ、というのです。その究極の形として、安楽死も存在します。ただし、これを認めるには、自己決定できる能力が患者自身にあることが大前提となります。痴呆などで知力の著しい低下がある人は、この原則の枠外に置かれます。

また、この立場を突き詰めると、人には「生きる権利」がある以上「死ぬ権利」もあるという主張につながります。なぜなら、自己決定権の対象に「自分の命」まで含めないことには、理屈が通らないでしょうから。

四つの原理
詳しくは→Q22。

パターナリズム（Paternalism）
もともとは政治や雇用関係で用いた言葉。「父子主義」と訳される。上下関係を前提に上から下へ温情を示すあり方で、医療では医師が「父親」然として患者に一方的な押し付けをすることを指す。

この「死ぬ権利」が強調される背景には、現代医学の発達があります。昔ならとうに死んでいるようなケースでも、人工延命装置で生き長らえるようになりました。その結果、自らの意思表示ができないまま、植物状態のような「生ける屍《しかばね》」として生き続けさせられる事態が、珍しくなくなりました。そうした姿は人の尊厳を著しく傷つけるものだとして、「死ぬ権利」を強く打ち出すようになったのです。

でも、植物状態などの人工延命措置の中止については、今では「治療の中止」として安楽死とは異なる理解がされるようになっています。つまり、治療の中止が認められたからといって、「死ぬ権利」も認められたとは言えないのです。その点で、安楽死の前提としての「死ぬ権利」の存在そのものには、疑問が生じてきます。

［尊厳論・功利論］

「死ぬ権利」を主張する論者たちは、「尊厳ある死」(Death with Dignity) にも価値を置きます。「尊厳」の中身は、人格が損なわれないことです。人格があるからその人らしく自由に生きられるのであり、死ぬまでその人格を保ちたいと望むのです。逆に、その人格が損なわれ、その人らしさを失うような事態になったら、死んだ方

デカルト

一五九六〜一六五〇年。フランスの哲学者・数学者・自然学者。機械論的自然学の体系化、幾何学と代数学の総合に努め、それらの基礎づけとしてスコラ哲学にかわる新しい形而上学を構想。方法的懐疑をくぐり抜けてコギト-エルゴ-スムの発見に至った。純粋知性たる人間の精神は延長体としての全宇宙を数学的に把握できるとし、徹底した物心二元論の哲学を展開した。哲学論文『方法叙説』『哲学原理』『省察』など。(『大辞林』第二版、三省堂より)

がましだと考えるのです。

人格の中身は、自我意識を伴った精神的・人格的活動です。「われ思うゆえにわれあり」というデカルト以来の人格論に、基礎があります。ですから、過酷な苦痛に苛《さいな》まれ続けて人格に支障をきたしたり、脳にダメージを受けて植物状態になったりしたら、人生にピリオドを打った方がいいと考えるのです。人生を単に量的・時間的長さで測るのではなく、質的な面から評価しようとします。最近浸透してきたQOL（Quality of Life 生命の質）を重視する考えも、同じ根から出てきたものです。

見方を変えると、これは一種の功利論とも言えます。「尊厳ある死」と「尊厳なき生」とを比較衡量《こうりょう》し、前者を選びとっているわけです。不治の病の末期で「どうせだめなのだから」と、生より死を優先してしまうのかもしれません。そう考える際、人間の命は神聖であり絶対不可侵であるという見方は、否定されています。生命を相対的なものとして捉えるのです。比較衡量の対象を、「個人の命」と「社会全体」とか、「延命」と「家族や社会の経済負担」といった二者の対に設定したりすると、危険な方向へ向かってしまいます。「他人の負担にはなりたくない」という思いからの安楽死は、これに当たります。

QOL（Quality of Life）
「生活の質」「生命の質」などと訳される。最近は、治療の成否だけではなく、治療後の生活や人生まで視野に入れて、患者本人の価値観、人生観、生活スタイルなどに合った医療を選択するようになってきた。トータルな存在としての患者を視野に入れ、質的に充実した予後を目指す考えといえる。

［コントロール論］

これも自律性、自己決定の論と重なり合っているものです。自分の人生を自分でコントロールできなくなることへの恐れが根底にあります。アルツハイマーが始まったことを医師に告げられ、将来自分のことが自分でわからなくなることを悲観して自殺してしまうということがあります。米国で安楽死を推進する「ヘムロック協会」の主宰者で元ジャーナリストのデレック・ハンフリーは、『ファイナル・エグジット　安楽死の方法』（邦訳、徳間書店）を著し、話題になりました。自分でできる方法から医師・看護師の手を借りるものまで、こと細かに現実的な死の方法を教示している内容です。この本が話題になり売れたということは、自分の人生の終末にコントロールを失うのではないかと恐れるアメリカ人が多いことの裏返しだ、と見る人もいます。最後の最後までコントロールを貫けるのは安楽死以外にないということで、これまた個人主義の強い欧米的な考えと言えそうです。

［治療論］

がんやエイズなど、残念ながら現在の医療でも治せない病気はあります。そうした病気の末期になれば、治療らしい治療もなく、ただ痛みを和《やわ》らげる措置しかで

ヘムロック協会

一九八〇年、米国ロサンゼルスで創設され、一〇年後には会員数三万八〇〇〇、支部数七〇に発展した。カリフォルニア州とオレゴン州では非営利団体として法人化されている。自由意思に基づいて安楽死を選ぶ末期患者の権利を訴え、機関紙と書籍の発行、会議の主催、調査の実施、教育ビデオの制作などの活動をしている。（『ファイナル・エグジット　安楽死の方法』より）

デレック・ハンフリー

一九三〇年生まれのイギリス人ジャーナリスト。一九七一年、『彼らが黒人だから』を出版し、イギリスの人種問題に貢献したとしてマーティン・ルーサー記念賞を受賞。七八年、米国に移り、がん患者だった妻の看取り体験を『ジーンのやり方』

きない場合があります。そして、最悪の場合には、痛みも鎮《しず》めることができなくなります。その痛みを取り除く方法が死ぬことしかなくなったら、それも治療の一つである、と考えるのがこの立場です。これは、法律論では「死因転換説《しいんてんかんせつ》」と呼ばれています。不治の末期患者で、しかも死がさし迫っている段階では、そのままでもほぼ間違いなく死が訪れる。この死という結果の原因を、安楽死行為によって置き換えるだけである。苦しんで死ぬより、苦しまないで死なせた方がいいのだから、それは苦痛を癒《いや》すための治療行為なのだ、という理屈です。

これと似たものに、間接的安楽死があります。あくまで苦痛の緩和・除去を目的とした措置をとった結果、死期を早めてしまうというものです。こちらは、今では広く是認されているものです。苦痛を取る措置の結果、死んでしまうのです。ところが死因転換説は、死んだことで苦痛がなくなるわけです。この点に大きな違いがあります。

［慈悲論］

古今東西の伝統的な安楽死容認論の、中心にあるものです。安楽死を求める患者側の第一の理由は、耐えがたい苦痛にあります。日本でも外国でも、マスコミに

に著し、世界的に評価される。これを契機に安楽死運動に関わるようになり、ヘムロック協会の主要創設者の一人となった。（同）

よく「安楽死事件」として取り上げられものの多くはこれです。その中身は慈悲殺人事件ですが、事件の事情を知るにつけ、多くの人々の同情が寄せられ、裁判でもしばしば情状酌量《じょうじょうしゃくりょう》されます。その行為の根底にあるのは、思いやり（compassion）です。

不治で末期、その上、激しい苦痛が間断なく続き、患者本人は「早く楽にしてほしい」と訴え続けている。こんな状況に置かれたときの家族の心のうちは、張り裂けんばかりのものです。楽にしてあげられるなら何でもしてあげたいと思うのも、当然でしょう。他に方法がないのなら、その思いを安楽死という形で実現させてもよいのではないか、という主張です。

以上が主要な安楽死容認論です。ただし、実際に法律で安楽死を認めることにしたオランダやベルギー、州法で自殺幇助を認めている米国のオレゴン州でも、その実施については念入りな条件をつけて慎重な審査をしています。乱用に対してしっかりとした歯止め策を用意するのは、当然のことです。でも、安楽死の対象者は、オランダでは不治の末期患者に限らず、しかも肉体的苦痛だけでなく精神的苦痛まで認めるという線にまで達しています。日本人の理解のはるか先を突っ走っているのが現実です。
また、重要なポイントとして、なぜ自殺ではなく、他者の手を借りる積極的安楽死か自殺幇助を選ぶのか、という問題があります。不治の病の末期に苦痛を抱えている患者でも、自分の生を終えたいと望むならまずは自殺という方法が考えられるはずです。しかも、日本をはじめ大半の国々で、自殺は法的に禁じられていません。ところが、他者が自殺を助ければ自殺関与罪に問われるし、より積極的に手を下せば殺人罪になります。患者本人が自らすべての決着をつけられるなら、安楽死論議は根底から不要になってしまうわけです。こんな疑問に答えてくれるのは、次の一節でしょう。

「患者が安楽死を願う一番の理由は、肉体的あるいは精神的に自殺する力がないこと、そして自殺が未遂《みすい》に終わることへの恐れである。これらの理由は、自殺幇助と直接的な安楽死のどちらにも当てはまる。自分一人では薬が手に入らないという意味もあれば、誰かに手伝ってもらわなければ薬が飲めないという意味もある。だが、患者の多くは、たとえ肉体的に可能であっても、自殺するのは嫌だと思っているようだ。自殺幇助という形で医師が臨終に立ち会うだけでは満足できないという者もいるだろう。彼らは自分の死に対して誰かに責任をもってもらいたい、あるいは、せめて責任を分かち合ってほしいと思っているのだ」（チャールズ・F・マッカーン著、杉谷浩子訳『医師はなぜ安楽死に手を貸すのか』中央書院）

安楽死なら確実に死ねるというメリットが、あるのですね。それから、肉体的あるいは精神的にぎりぎりの状態に追い詰められての要求だ、ということもわかります。しかし、後半の「責任」を分かち合ってもらいたいという話には、複雑な側面がありそうです。もしかしたら、この思いを突破口《とっぱこう》に安楽死への思いを他の思いに転換できないだろうか、と私には思えてきます。いかがなものでしょう。

Q 11 安楽死に反対する人たちは、なぜ認めようとしないのですか？

日本ではこれから高齢化がますます進みます。もしかしたら、安楽死は現実の課題になるかもしれませんね。反対派の言い分を教えてください。

安楽死への反対論は、当然ながら推進論批判が中心となります。ですから、Q10で紹介した推進論に対する批判から見てゆくことにします。

まずは「**人権論**」に対する批判です。これは「自律」に基づく「自己決定権」を最大限に尊重する論でした。生きるも死ぬも自分の自由でしょ、という主張でしたね。でもこれは、自己決定できる能力、つまりは自我意識をもった人格を前提にする点で、「**尊厳論・功利論**」とも重なるものでした。さらに、自分の人生を最後までコントロールしたいという欲求に根ざす「**コントロール論**」も、こうした人格を前提に自分の最期まで自分で決めようとするものです。いずれも共通の芯《しん》をもつ論と言えましょう。というわけで、この三つをまとめて考察することにします。

患者が自律性を保ちながら治療に関する自己決定をするには、医師側から事前に十二分な情報を知らされている必要があります。いわゆるインフォームド・コンセントです。もしも不十分な情報にもとづいて患者が自己決定したら、それは誤った結果を招きかねませんし、本当の意味での自己決定とは言えないはずです。つまり、自己決定論を成り立たせる大前提に、インフォームド・コンセントがあるのです。

問題は、理念ではなく、現実です。日本の医療現場でインフォームド・コンセントの掛け声は聞かれるようになったものの、現実はどうでしょう。たとえば風邪を引いたから薬を飲むか、注射を打つか、それともただ安静にしているか。こんな選択肢《せんたくし》について、私たちは医師から打診されているでしょうか。三時間待ちの三分診療といわれる慌しい雰囲気の診察室で、患者は自分の疑問を医師に投げかけることも遠慮しているのではないでしょうか。質問をすれば医師の罵声《ばせい》が返ってくるという話も珍しくありません。

日常の診療でさえこんな実態なのに、がんなどの末期だけは特別扱いというのは本末転倒《ほんまつてんとう》です。事実、日本におけるがんの告知率は四割前後です。しかも、治癒《ちゆ》可能性が高い初期のものほど告知率が高く、進行がんほど告知率が低いのが実情です。あるいは、病名は告げられていても、正確な病状が知らされていないことも多いようです。そうした現実の中で、大事な自分の生を終える安楽死について、はた

がんの告知率

告知率は少しずつ上がっていると見られるが、日本全国では三割とも四割とも言われている。がんセンターなどの専門病院では高く、一般病院では低い傾向にあるが、各病院の方針によっても告知率は大きく異なる。旧厚生省の「九二年度人口動態社会経済面調査」における、がんで亡くなった患者の介護者に対するアンケートでは、死亡者が自分の病気ががんであることを「（医師に）告げられて知っていた」は一八％、「察していたと思う」四三％、「最後まで知らなかったと思う」二五％だった。

して本人が真っ当な自己決定ができるでしょうか。自己決定するための前提条件が日本の医療現場には欠けているというのが、「自己決定論」への批判の一つです。

次に、「他からの支配を受けない」という自律そのものに疑問を呈する意見があります。病院で十分なケアが受けられていない、家族から冷たくされている、家族の介護や経済的負担を申し訳なく思っているといった状況下の患者が、安楽死を自己決定したとして、それは完全に非強制的で自律したものと言えるのかというのです。答えはノーでしょう。それでいて、末期のぎりぎりの段階に至って急に「慈悲論」を持ち出されたら、どうでしょう。

「老人や死にゆく人がしだいに衰えてゆく年月の中でもう何年も思いやりに飢えているときに、突然、思いやりのある殺生《せっしょう》について語るというのは、ひどい皮肉であり、ばあいによっては偽善であります。無遠慮《ぶえんりょ》に言うなら、すでにいのちを思いやりと慈悲をもって扶助《ふじょ》し支持してきた国でないなら、慈悲のゆえに死なせるなどという選択を倫理的にはまだ獲得するに値しないのです」（ウィリアム・F・メイ「臨終と死に関してのバイオエシックス」星野一正編著『死の尊厳』思文閣出版所収）

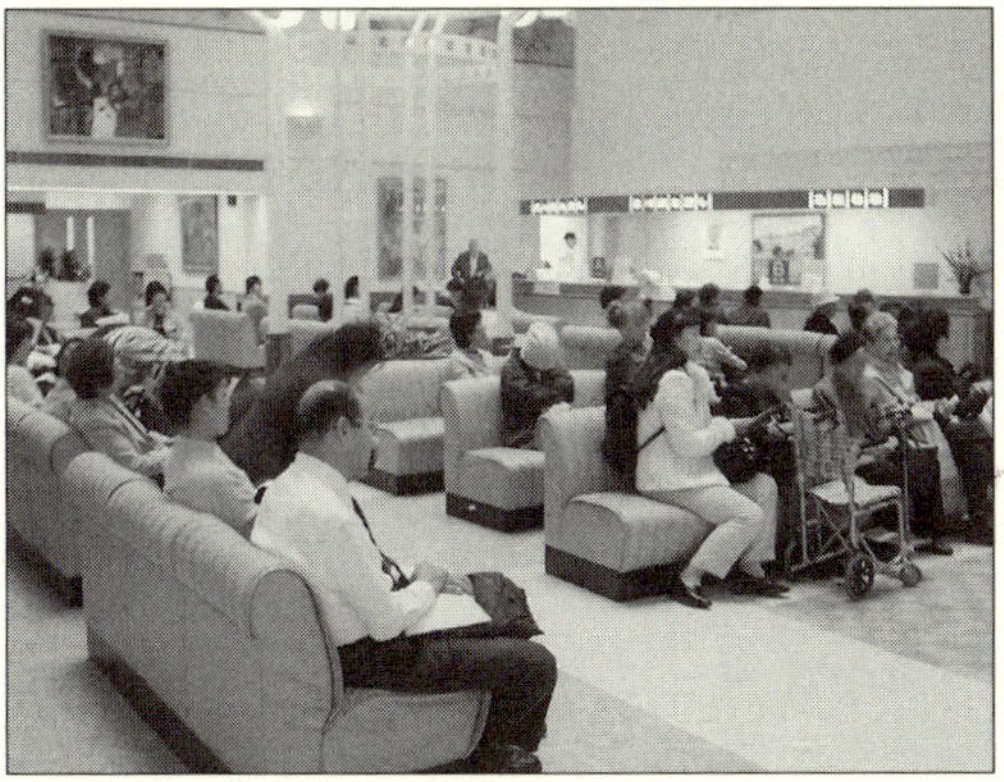

三時間待ちの三分診療という日本の病院の現状で……（イメージ画像）

ここでも、観念的な理論だけではなく、現実そのもののあり方、日々の実践が鋭く問い直されていると言えます。ただし、ケアも治療も方法を尽くした上でなお、激痛を除去しえないというケースは存在します。こうした苦痛に対する慈悲からの安楽死に対して、反対論者はペインクリニックの発達を挙げて反論します。がん末期の耐えがたい疼痛にしても、WHOの指針に従って措置をすれば、九割以上の人で緩和や除去が可能だというのです。

しかし、裏返せば一〇%の患者には疼痛が残ることになります。緩和ケアのさらなる進歩でそれが一%に減ったとしても、激痛と闘わなくてはならない患者は依然発生します。日本でがんで亡くなる人は年間、ざっと三〇万人として、その半分の一五万人に疼痛があるとします。その一%なら一五〇〇人です。この人たちが激痛と闘いながら、なお痛みが緩和されないまま亡くなっているとしたら、けっして無視できない数字です。

がん以外にも激しい痛みが伴う病気はあります。このようなケースには、極限状態における例外として安楽死が許されるのか否か、が問われるところです。ただし、日本で現実に裁判となった東海大学病院事件などでは、この除痛措置が不十分

ペイン・クリニック

痛みの診断と治療を専門に行なう診療のこと。麻酔による神経ブロックをはじめ、薬物療法、理学療法、さらに東洋医学的な方法などがある。

だったことが指摘されています。医療側が怠慢《たいまん》だから患者を苦痛のどろ沼に追い込み、それが事件化しているのです。この現実の改善を抜きに一足飛びに安楽死を合法化して医師を免責してしまえば、ますます緩和ケアがおろそかにされ、その結果、安易に安楽死に走る恐れが生ずるという悪循環《あくじゅんかん》も考えられます。この観点からの批判も現にあります。

こうした現実論だけでなく、「尊厳」の中身そのものを問う批判もあります。宮川俊行は倫理学の立場から、この考え方の問題点を次のように指摘します。

「この思想は、自我意識を伴った精神的・人格的活動が見られないからといって、ある生存を絶対的に無意味と断定するわけであるが、第一の問題は、このような判断が十分な根拠をもたないという点である。そもそも、ある存在についての端的な、すなわち全体的かつ決定的な、否定の価値判断は下されえない」

(『安楽死の論理と倫理』東京大学出版会)

人間存在に意味があるかないかを問うのに、人格だけを尺度にして結論を出すことはできないというのです。人間存在の全体を完全につかみきってその全体を問題にすることではじめて、生存が無意味か否かを判断できるのであり、精神的・人格的な要素は「ただそれが『中心的である』ということであり、これが『すべて』とは言えないのである」というのです。また、外見や現象のレベルだけで、そうした人格の不在を断定することもできません。宮川は、こうした「意識主義的・心理的人格観」に「存在論的人格観」を対置し、こう主張します。

「もし存在論的人格観をとると、現象面において捉《とら》えられるような自我意識を伴った精神的活動がないからといって、そこに人格がないとは決して言えないのである。活動その他の依立存在（accidentia）を通じて現象面に現われ、認識されるということと、実在するということは別である」

人格に過度の重きをおく見方は、現実に実在している存在を、もはや人間としての価値がないと見てしまう危険があります。すなわち、重度の身障者や異常新生児、痴呆などの人たちの切り捨てという危険につながるわけです。とても重要な論点ですので、この点については次項（Q12）で詳しく考察することにします。

こうした人格偏重の［尊厳論］や、人命をかなり相対的な価値のものとして見る

［功利論］に対しては、生命自体のまさに尊厳を重んずる立場からの批判がありま す。阿南成一は次のように安楽死是認論を批判します。

「いずれの説明に拠《よ》るにしろ、生命の尊厳を認めるかぎり、功利的生命論に立脚する安易な安楽死論に賛成することはできない。利害得失《りがいとくしつ》で測ってはならないところに人間の尊厳なるゆえんがある、とさえ言えよう。それゆえにこそ、安楽死賛成論者は自決の――死を選ぶ――権利に論拠《ろんきょ》を移すのであるが、自分の生命ならば利害得失でもって処分してもよいという考え方は、生命の尊厳と相容れるであろうか。たしかに、自律や自決は人間が『人格』という特別の卓《たく》越《えつ》した生命であることの基本的特色である。しかしながら、自律・自決だからといって他人の生命を抹殺してよいという人はだれもいないであろう。それなのに、なぜ自分の生命ならばそうしてよいというのだろうか。おそらく、自分の生命は自分のもの（所有物）であると考えるからであろう。しかし、この考え方には、他人の生命には尊厳性を認めるが、自分の生命にはそれを認めないという矛盾がある」（『安楽死』弘文堂）

もっと強く生命の尊厳、絶対性を重視する見方もあります。キリスト教、なかでもカトリックに強く存在する、生命を神聖視する考えです。西欧社会が長年、自殺を禁止してきたのも、人の命は神の創造物であり、自殺は神が与えてくれた命をないがしろにするものだと考えるゆえです。今では自殺が不罰化されていますが、この生命神聖視の立場から安楽死を否定する人たちは少なくありません。ただし、この立場は一つの宗教的信念にもとづくものですから、この信念のみを極端に強調するときは、近代合理主義にもとづく是認論とは議論がかみ合わなくなります。

しかし、社会が近代化され民主化される中で、その社会を安定維持するための基本原則として「生命の尊厳」が重要視されてきたことも事実です。生命は絶対不可侵とは言い切れないにしても、この原則をおろそかにすれば、私たちの生存の基盤である社会そのものが根底から崩壊《ほうかい》してしまいます。その意味で、「汝《なんじ》、殺すなかれ」という大原則はキリスト教だけの戒律ではなく、近代社会に共通する価値のはずです。ですから、この大原則を破るケースには特別に念入りな論拠が必要とされなくてはなりません。国家が死刑を執行するのも例外の一つですが、この制度をしぶとく残すアメリカと日本が今やむしろ先進国の中で特殊な位置に立つほど、人命尊重思想は一般化しています。そうであれば、安楽死の是認にはより慎重な議論が必要なのです。

推進論の中の「**治療論**」あるいは「**死因転換説**」は、最近はあまり唱えられていないようです。ペインクリニックの発達が、影響しているのかもしれません。前項でも指摘しておきましたが、苦痛を取る措置をした結果死期も早まってしまったという「間接的安楽死」と異なり、これは死でもって苦痛を取ろうとするものです。「どうせまもなく死ぬのだから」という功利論的な視点も垣間見えますし、「死因を転換したにすぎない」という説明にも無理が感じられます。「医師には人を生かす権利はあっても、殺す権利はない」という、医学の根本理念に照らしての批判もあります。

しかし、推進側は患者本人には「死ぬ権利」があると主張しています。患者の死ぬ権利にもとづき、その実行を医師に託しているのが安楽死であり、「被害者の承諾」があるから罪にならないというのです。自殺の合法化もこの主張にはずみをつけました。しかし、私たちは本当に、死をも自己決定の対象とできるような権利をもっているのでしょうか。自殺を認めたのはけっして死ぬ権利を認めたことではない、安楽死は「死ぬ権利」どころか「殺す権利」を認めるものであって到底是認できない、といった批判論があります。これも、詳しくは次項で自己決定権とともに

医療ミス
点滴中に空気を混入させてしまった、手術患者を取り違えて手術をしてしまった、手術器具を患者の体の中に置き忘れた……などの医療ミス事件は、ほとんど連日といってよいほど、新聞紙面をにぎわせている。国公立と民間立とを問わず、また有名・無名の差も問わず、考えられないような医療過誤が続発している。マスコミに取り上げられる事件は氷山の一角にすぎないことを考えると、医療側の緊急の改善が必要なのはもちろんのこと、患者側が自衛しなくてはいけない時代かもしれない。

に論ずることにします。

そのほか、法制化により医師を免罪することに伴う危険性を指摘する声もあります。重大な医療ミスは後を断ちません。そうした事件・事故が起きたとき、医師は率直に非をわびるでもなく、むしろ病院や医師はひたすら事実を隠そうとします。それでいて日常の診療での傲慢《ごうまん》な態度は相変わらずで、インフォームド・コンセントもなかなか現実化しません。医師にこれ以上の裁量権《さいりょうけん》を与えたら、とんでもないことになるというわけです。

また、超高齢社会を目前にした今、高齢者や弱者切り捨てにつながる恐れへの懸念《けねん》もあります。大不況下、日本社会では「自己責任」による競争原理が声高に唱えられています。まさに弱肉強食の社会を目指しているとしか言えません。ワークシェアリングなど「分配」に重点をおいた豊かな社会を目指そうとしているヨーロッパとは、対照的です。ここでも日本はアメリカの後追いをするばかりで、こうした傾向は「社会ダーウィニズム」を推し進めるものとして批判されています。

私も、医療実態や医師の現実のふるまい、現実の日本社会の在り方をみるにつけ、安易な安楽死是認はきわめて危険だと思います。この点については、Q18で「滑りやすい坂」理論とからめて考察を深めようと思います。

ワーク・シェアリング（Work Sharing）
一人当たりの実労働時間を減らし、その分を新規雇用に回すなどして、有給の総労働時間を多くの人で「シェア」する（分かち合う）こと。オランダなどで先進的な試みがなされている。日本でも、不況下の雇用対策として自治体や民間企業で導入する例が出ている。

社会ダーウィニズム（社会進化論）
ダーウィンの生物進化論を、社会的諸関係に適用し、弱肉強食・適者生存の原理によって人間社会も次第に進歩すると考える理論。その代表者はスペンサー。（『大辞林』第二版、三省堂より）

Q12 死を自分で決めることは認められるのでしょうか？

どう生きるかは自分の自由なのだから、死ぬのも自分の自由ということなのでしょうね。でも、そう言われてしまうと、困ることはないのでしょうか？

積極的安楽死と医師による自殺幇助を正当化する論拠として、「自己決定権」を前面に打ち出す論が有力になってきていることを、Q10で紹介しました。と同時に、それが「死ぬ権利」まで認めているとは言えないのではないか、との疑問も出しておきました。安楽死否定論者たちは、この「自己決定権」を広くとらえることを警戒します。何が問題なのでしょう。

近代市民社会は、自我意識《じがいしき》があって権利主体となる能力のある個人から、成り立っています。そこでは、他者に迷惑《めいわく》をかけない限り、他者から干渉《かんしょう》されずに自分の好きなことができます。それが法的にも許されています。「自己決定権」が大事なものであることは、間違いありません。

でも、だからといって「死ぬ権利」も認められているのでしょうか。現代では各国で自殺も罰せられなくなったし、アメリカの「ナンシー・クルーザン事件」（→Q4）では交通事故により植物状態となったナンシーの生命維持装置を外すことが、結局は認められました。これは「死ぬ権利」を認めたものとして世界各国に大きな反響を呼びました。

しかし、自殺が罰せられなくなったのは、自殺を法的権利として認めたからではありません。もし法的権利として認めたのなら、目の前で自殺しようとしている人を目撃《もくげき》しても、それを止められなくなってしまいます。止めれば権利を侵害し、止めた人が罰せられることになるという、おかしな事態になってしまいます。詳しい話は次項（Q13）にゆずるとして、ここでは、自殺は法的権利ではない、したがって自殺が「死ぬ権利」の根拠にはならないとだけ指摘しておきます。

ナンシー事件についても、そうです。裁判で認められたのは、「明白で説得力のある証拠」が存在し、本人がそれを望んでいたという意思が証明できれば、植物状態の人の生命維持装置を外してもよいということです。そして、本人が自然死するのを許すというのです。あくまで「治療の中止」であり、積極的安楽死のように「他者の手」で「積極的」に死を招く行為を認めているのではありません。

安楽死も自殺幇助も、他者の手が必要です。自分一人で自殺できる人は、そうすることでしょう。でも、四肢《しし》の自由がまったくきかない、薬物の知識がない、精神的に誰かと分かち合ってもらいたいなど、さまざまな理由から安楽死を望む人もいます。患者本人のもともとの気持は自殺と同じであっても、他者がからむことで形は「他殺」や「自殺関与」となります。これは法的にも倫理的にも自殺とは別ものです。阿南成一は次のように批判します。

「医師であれ、それ以外の者であれ、安楽死は死ぬ本人以外の者が行なうのである。それは、これまでの法律概念からみれば、たとえ本人の同意があったとしても、自殺関与の罪に該当する。それには自殺の幇助《ほうじょ》、嘱託殺人《しょくたくさつじん》、承諾殺人などさまざまのタイプがありうるであろう。それゆえに、安楽死の諸法案は、こうした他人の行為が一定の要件のもとでは自殺関与罪にならないことを――刑事責任の免責を――こそ、そのねらいとしているのである。ということは、自殺関与という行為を一応殺人行為であるとしながらも、それを法律上許される行為にするよう、求めていることになる。かかる行為が権利といえるかは疑問であるが、もしそう言えるなら、やはり『殺す権利』ということになる。

しかし、安楽死論者はそれを『死ぬ権利』と言う。それは死ぬ権利の延長と

自殺関与の罪

刑法二〇二条。「人を教唆《きょうさ》もしくは幇助して自殺せしめ、または被殺者の嘱託を受け、もしくはその承諾を得てこれを殺したる者は、六月以上七年以下の懲役または禁固に処す」。教唆・幇助・嘱託・承諾の四種がある。

いう意味においてであろうが、あくまでも死ぬ権利というのであれば、他人にそれを譲渡することによってしかできないであろう。しかしながら、そのようなことができるとしたならば、人身御供《ひとみごくう》も許されることになってしまうであろう」（『安楽死』弘文堂）

法律的に言えば安楽死は、その行為が犯罪になるか否かを判別する三つの要素の、第一段階（構成要件）で殺人に該当しているものを、第二段階（違法性・違法か否か）か第三段階（有責性・責任を問えるか否か）で救済しようとしているわけです。そのような行為がはたして「権利」と言えるのだろうか、あえて権利というなら「殺す権利」だろうと疑問を投げかけているのです。さらに、仮に「死ぬ権利」を認めたとしても、その権利は死ぬ本人がもっているものなので、他者がその権利を譲渡してもらうことになる、それなら人身御供だって許されてしまうというのです。

もちろん、法的にも倫理的にもそんなことが許されるはずがありません。

また、安楽死是認論者たちが「死ぬ権利」の根拠とする「人格の自律」についても、それは法的に積極的に認められたものではないと指摘する意見があります。

坂井昭宏《さかいあきひろ》は次のように主張します。

三つの要素

犯罪が成立する三つの要素。その行為が形のうえで条文の行為と合致するか否かの「構成要件該当性」、やむをえない事情などがなく明らかに違法か否かの「違法性」、責任能力を問えるか否かの「有責性」のすべてを満たしてはじめて、犯罪としての罰が与えられる。

「法律論でいう人格自律権は自由権あるいは非干渉権（国家もしくは他人の干渉を受けずに、私的なことを自分で決定する権利）であって、国家もしくは他人にそれに対応する義務を課すという意味での積極的権利ではない」（『安楽死か尊厳死か』北海道大学図書刊行会）

今、憲法をはじめとする法律で守られる権利は、西欧近代化の歴史の中で王権や国家権力が独占していた権利を、市民が一つずつ奪い取ってきたものです。法の最も大事な役割は、権力の恣意的《しいてき》ふるまいを牽制《けんせい》し、権力の干渉を排除することにあります。市民各人には「死ぬ権利」があるから、国家や他者はそれに対応する義務を果たせ、という類の権利ではないというのです。

さらに、「自己決定権」はあまりに西欧の合理主義、個人主義に根ざすものであるという観点からの批判もあります。次の話は、欧米でそうした反省の機運が出ていることを、指摘したものです。

「アメリカ文化の中でごく最近になって、患者に法的行為能力があり患者の決定が他人に重大な重荷を与えない限りは、個人の自己決定が認められるという前提を疑う人が出てきました。共同体主義として知られる動きが現われ、アメリカン・リベラリズムの極端な個人主義を疑問視しています。この立場の人は、単に個人の選択権を認めるだけでなく、個人は共同体の中に存在するのであるから、終末期医療に関する決定は共同体の構成員によって形成されるべきであるという認識を促しているのです。たとえばダニエル・キャラハンは、『人は人生を全うした時が来たら、それは他の人が人生を全うできるよう、必要なヘルスケアを譲る時なのだ』と認めることを強調するのです。個人がより大きな共同体の利害の一部としてみなされるため、そこでは共通善が個人の希望にもまして道徳的に優先されるのです。おそらくこのような概念はアメリカ個人主義より日本文化になじみがあるものでしょう」（ロバート・M・ヴィーチ「比較文化的視点からみて終末期医療の倫理」、星野一正編著『死の尊厳』思文閣出版所収）

なんでもかんでも個人、個人と言って、個人が分断させられ孤立させられることへの反省かもしれません。その点、個人よりも集団で行動することが多く、常に共同体への気配りが要求される日本人には、「共通善が個人の希望にましして道徳的

ダニエル・キャラハン
生命倫理学者。一九六九年、米国ニューヨーク州にヘイスティングス・センター（The Hastings Center）を設立し、初代所長（一九六九〜一九九六）を務める。同センターは生命倫理学の世界初の研究所。

に優先される」ことは日常茶飯《にちじょうさはん》のことかもしれません。命についても私たちは、「自分一人の命ではない。亡くなったら嘆き悲しむ人のことも考えなさい」と、よく口にします。あるいは、「命は授《さず》かったもの。自分の人生は何者かによって生かされているもの」とも言います。

このようにして他者との関わり合いから「自己決定権」を捉え直そうとする論者は、日本人の中にもいます。

科学哲学者の小松美彦《こまつよしひこ》は、個人の肉体に起きる現象としてしか捉えない死を、「個人閉塞《こじんへいそく》した死」と名づけます。それに対して、残された者、看取る者との間に分かち合える死の捉え方を「共鳴する死」と呼び、「死んだ人は残された者の心の中に行く」と見ます。そして、「死を個人の生理現象に還元してしまうから死が自己決定できると思うかもしれないが、死が周囲の者と分かち合われている以上、原理的に自己決定できるはずがないし、そんな権利もない」と主張します。

文化人類学者の波平恵美子《なみひらえみこ》や一部の宗教学者らは、「一人称の死」（自分の死）、「二人称の死」（家族が受けとめる死）、「三人称の死」（他人が受けとめる死）という概念を提示しています。二人称、三人称の人たちが受けいれることで生物としての死が確認されるのだといいます。この社会的、文化的な意味をふまえて保阪正康は、

「尊厳死は三つの死のタイプを、一人称だけでわりきっているという意味では突出した個人主義といえる。それを貫くことは二人称、三人称の者にも、死を補佐させるという役割を強要することになる。だからこそ、二人称三人称とも共通の文化を許容しなければならないのである」(『安楽死と尊厳死』講談社現代新書)と指摘します。

いずれも私には納得のできる主張ですが、共通善を重視する考えも極端に走れば問題が生じます。「親から授かった命」とか「神から授かった命」を裏返せば、「親だったら殺してよい」「神のためなら死んでもいい」ということになりかねません。キリスト教が自殺を禁じていたのも、神からいただいた命を粗末《そまつ》にできないという理由からでした。また、「他の人たちのためにも、死ぬわけにはいかない」という理屈《りくつ》も、ひっくり返せば「他の人のためなら死んでもいい」となりかねません。日本では、「国のために死ね」という命令が当然視されていました。それがわずか半世紀前のことなのですから、要注意です。

社会学者の立岩真也《たていわしんや》は、こうした論理を危険視します。

「自己、個人でないもの、つまりそれは共同体であったり共同性であったり、個体を超えるもの、何かそういうもの、そういうものを持ってきて、それによって自己決定を否定するっていうのは、違う、そういうことじゃないんじゃないかっていうのが、ぼくの考えです」（『弱くある自由へ』青土社）

立岩自身は、自己決定権は自明のものであり、「死ぬ権利」もあると見る立場です。といっても、この「死ぬ権利」は先ほど展開したような、法律の枠の中でそれを認めるか否かといった狭い範囲のものではなさそうです。国家や法律以前の自然権的なものをイメージしたらよさそうです。こうして「死ぬ権利」は認めておきながら、立岩は積極的安楽死を批判します。それも「自己決定権」を楯《たて》にとってなのです。そのキーワードは「都合の悪い自己決定」「都合のよい自己決定」です。

立岩はまず、障害者たちが「自己決定」という言葉を自分たちの運動の前面に出すようになったのは一九八〇年代であり、これは「遅れてきた主張」だと言います。なぜ遅れたのかは、「この人たちに自己決定させることは、この人たちのまわりにいる人たちにとって不都合であり、負担だからである」といいます。障害者の自己決定を尊重すれば、周囲の人が身体を動かさなくてはならず、コストもかかる。だから、自己決定は実現してこなかったのだというのです。ところが一転、安楽死については自己決定が都合よく使われるのです。

「それに対して、『安楽死』はどうだろうか。不治の病があり、重い障害がある人は、先に述べた意味で、周囲の人たちにとって負担となる人である。そして――誰もがそうだが――いずれにしてもやがては死が訪れるのだから、その前に、その人が自分自身で『死にたい』と言ってくれれば、それは都合のよい『自己決定』なのである」

同じ「自己決定」という言葉が、以前はそれを実現することが周囲や社会の負担になるから遠ざけられ、今は逆に負担を減らしてくれるから奨励《しょうれい》されている、そんな危険な臭いが感じとれるというのです。こんな危険がある以上、「少なくとも周囲にいる私たちが、安楽死はよいと簡単に言ってはならない」と主張するのです。

こうして立岩の関心は、「(身体的な激烈な苦痛の回避のためではもはやなくなっている)安楽死を駆動《くどう》するもの」に向かいます。つまり、その人の背後にあって、安楽死を望むように仕向けるものに目を向けるのです。

たとえば、西欧人は「自分ができないことに耐えられない」から、他方、日本人は「家族に迷惑をかけたくない」から、安楽死を望みます。でも、どちらも実質は同じであり、「自分ができないこと、他人に頼らざるをえないことが苦痛なのであり、それで死ぬのである。だから、どの国でも障害者の組織は安楽死に反対してきた」と、立岩は分析します。そして、この「自分の身体を、自分の世界を制御し続けたいという、価値というか価値を介した欲望のようなもの」こそが、「安楽死を駆動するもの」なのだというのです。

では、その欲望はどこから出てきたのでしょう？　「そうした規則や価値とがあると都合がよい者たちにとって都合がよいという以外の根拠をもっておらず、そしてそれは、私が制御できないものがあること、他者が存在することを受理することが私たちの根底にあるなら、それに反するものです」。要するに、規則や価値は、体制が体制に都合よく作ってきたものだというのです。

「身体を自分がコントロールしていないとそれは自分でないとか、人間でないというような考え方というのは、ここ何百年のあいだに与えられたものであって、それをいつまでも信じていることはないんじゃないか。だからそれを、どこまでぼくらの社会が解体できるか。そういう問題じゃないかと思います」

そこで立岩は、安楽死をそのまま受け入れられないというのです。死のうとすること、他にどうしようもなく死んでしまうことは否定できない。でも、その前に自分を死に追い込もうとしている動機が何なのかを、もう一度検討しなおしてほしいというのです。

社会的背景に目を向けず、すべてを個人レベルの問題に還元してしまうのは、やはり考えものです。個人レベルでの競争や自己決定・自己責任を社会が強調する背後には、必ずそう仕向ける〝何か〟があるはずです。そうした個人原理や競争原理が声高に叫ばれるとき、重度の障害者や傷病者ら弱者が犠牲にされていきます。「死ぬ権利」とか「自己決定権」がいつのまにか強者の論理に転化していないか、十二分な点検が必要だと思います。

Q13 自殺は認めるのに安楽死に難色を示す人が多いのは、なぜですか？

日本では今、毎年三万人もの人が自殺をしています。もし、自殺を認めるなら、安楽死も認めざるをえないのではないでしょうか？

自殺は、決意した本人がその思いを内心に秘めたまま、ある日突然実行してしまうのがふつうです。ですから、周囲の人は止めようがなく、事実を追認《ついにん》せざるを得ないことが多いようです。そんな現実のありようからも、自殺を認める人は多くいます。自ら死を選ばざるを得なかった当人の気持や苦境《くきょう》も汲《く》みとり、何も言わずに追悼《ついとう》したい気持になるのかもしれません。

そして、この「苦しむ本人がやむなく自ら死を選ぶ」自殺行為を是認しない限り、安楽死も是認できないはずです。ですから、西欧社会で安楽死思想が発達する前段には、中世キリスト教の自殺罪悪視をルネサンスの自由な思考が解き放つ過程が必要でした。その流れは、Q6で見たとおりです。

でも、自殺は認めるけど安楽死は認めないという人も、けっして少なくありま

毎年三万人もの自殺
　日本では一九九八年以来、五年連続で年間の自殺者が三万人を超え続けている。特に五〇・六〇歳代の中高年層の増加が著しく、この五年間で一・五倍増えて、全体の半分を超えている。男女別では男が七二％、女が二八％。動機別ではトップが健康問題の約三〇％で、経済・生活問題の約二四％が続く。

自損行為
　自殺未遂を指す。

せん。なぜなら、自殺と安楽死は本来、別物だからです。自殺を認めることと安楽死を認めることは、イコールではないのです。すなわち、安楽死是認の前提には自殺是認がありますが、自殺を是認するから安楽死も是認するとは必ずしも言えないのです。では、自殺と安楽死は、どこがどう違うのでしょう。黒柳《くろやなぎ》弥寿雄《やすお》は次のように区別します。

「自殺は生きて当然な人が自らの命を絶つことであり、尊厳死は生きることができなくなった状況の自死である」(『尊厳死を考える』岩波書店)

自殺は「生きて当然な人が」との指摘には、うなずけます。本人はそう思えないから自殺するのでしょうが、周囲からすれば「生きて当然」と思えてならない例が多いはずです。すなわち、致命的な病の末期にあったわけでもない、大変な借金苦や失恋苦、仕事の行き詰まりがあったとしても「死ぬことはないのに」と思わざるをえない、そんなケースなのです。文後半の「尊厳死」には、「安楽死」を含めてもいいでしょう。

つまり、両者は客観的状況がまるで違うのですね。ベクトルが前者は(本人の思い込みとは別に）生を指し、後者は（本人の気持も状況も）死を指しているわけです。
そこで黒柳は、次のようにも指摘します。

「自殺者に対して医療者はすぐに救命行為をする。安楽死においては患者の死への援助をする」

「生きて当然」な人には生きるための助力をする、死んでも仕方がないと認められる人にはよく死ねるための手助けをするというのです。安楽死を是とするか否とするかはひとまずおくとして、たしかに両者の扱いにはこのような違いがあるはずです。

しかし、安楽死推進論者たちは、法的に自殺を認めているなら安楽死を認めても当然だと主張します。なるほど、現代では大半の国で自殺を法的に罰していません。日本の刑法にも自殺を罰する規定がありません。しかし、だから自殺の権利があると考えるのは、早計です。自殺を罰さないのは自殺を権利として認めたからではない、と考える論が支配的だからです。

たとえば、法律家の間では「自殺を犯罪にしても抑止力がない」「死んだ人間を罰しようがない」「違法だが、責任が減少したり阻却《そきやく》される」「加罰的《かばつてき》違法性がない」などの理由づけがなされています。刑事政策上から、あるいは加罰の可能性、違法性や責任の阻却論から、自殺を罰していないのです。もちろん、自殺権利説もありますが、多数説ではありません。

また、一九六五年にイギリスで、七〇年代の半ばに全米で自殺を違法とする法律が撤廃《てっぱい》された時、自殺者や自殺未遂者の大半が重度の躁鬱病《そううつびょう》などの精神病患者であるという統計結果が影響したそうです。自分の行動の是非を判断できない人を罰せられない、と考えた結果だったというのです（チャールズ・F・マッカーン『医師はなぜ安楽死に手を貸すか』中央書院）。事実、現代では自殺は法律や倫理・道徳以外の分野の問題と見られるようになってきています。

「一九世紀から二〇世紀にかけての現代において、自殺は多くの点で、道徳的問題というよりは、医学的、心理的、社会的な問題と見なされるようになっている。……（中略）今日では、自殺は、うつ病のような情緒障害、発育上の問題、さらには『社会病理学』のテーマとして、集団や社会に見られる諸問題と関連づけて考察するのが普通である」（グレゴリー・E・ペンス著『医療倫理1』、宮坂道

躁鬱病
気分がハイになる躁状態と落ち込む鬱状態が出現する病気。遺伝的な体質でセロトニンなどの神経伝達物質への過敏性があり、神経伝達が不安定になると考えられている。しかし、遺伝病ではなく、この体質の人が後天的要因で発病する。うつ病とは異なる病気である。

大・長岡成夫共訳、みすず書房）

さらに、米国アラバマ大学の医学部と哲学部の教授グレゴリーは、人々の死因が第二次大戦以前は肺炎やコレラのような突発性疾患だったのが、今日ではがん、肺気腫、糖尿病、心筋症などに変わったことを指摘し、「今日では、ほとんどの人がもっと長生きしもっと時間をかけて死んでいく」「このような死因の変化のため、自分の生命を終わらせるという選択が、脚光を浴びるようになってきた」と見ています。

以上のような背景で自殺の不罰化が進んできたとすれば、自殺が法的権利でないことは明らかです。私自身は、自殺を法律論議のテーブルに乗せること自体に、やや違和感を覚えます。自殺はもともと法律論にはなじまないのではないか、と思うからです。仮に法的に咎《とが》められようが、倫理的に責められようが、本人はやむにやまれぬ思いでそこへ追い込まれたのです。残された者や社会にできるのは、丸ごとそれを受けとめてあげること、再発を防ぐ環境を整えることではないでしょうか。

刑法学者の甲斐克則《かいかつのり》も、次のように指摘しています。

「自殺行為はそもそも刑罰が介入する領域なのか、が本質的に重要である。それを肯定するには、自殺の不当性を宗教的に基礎づけるか、国家による個人の生命の管理・束縛《そくばく》ないしは生存の義務づけという側面が重視されざるをえない。だが、自殺が刑罰から解放されてきた過程は、むしろそのことの不当性を示すに十分である」（『安楽死と刑法』成文堂）

自殺を刑罰の対象にできると思うには、宗教の教理に反するからとか、個人の生命も国家の財産とみなして管理するのが当然だからという考えがある、と甲斐は見るのです。ところが、自殺が自由化されてきたプロセスは、そのような宗教や国家による束縛の不当性を明らかにしてきた過程だったのです。要するに、個々人の生命に宗教や国が口をはさむのはおかしい、と人々が思うようになってきたわけですね。さらに、甲斐はこう続けます。

「近代刑法の法益保護原則《ほうえきほご》は、基本的に、一定の法益を守るために他者からの侵害行為を構成要件に類型化しているのであり、死という現象も例外ではない。すべての違法状態が犯罪とされてはならない。……（中略）また、自殺が不可罰だからといって、自殺の権利があるというのも問題である。むしろ、基本的に、自損行為は刑罰の対象外と解すべきである。これは、決して自殺が法的に放任された行為であるという意味においてではない」

刑法の条文は、守るべき法益に加えられる「他者からの侵害行為」を類型化しているのです。「死」も「侵害行為」なり「違法状態」に入りますが、自殺は「他者からの侵害行為」ではありません。自損行為の最たるものである自殺は、自分で自分を侵害するから構成要件を充たさない、それゆえ刑罰の枠の外にあるというのです。

「自殺が法的に放任された行為」でないことは、たとえば刑法第二〇二条に「自殺関与罪」があることでわかります。自殺を教唆《きょうさ》したり幇助する、あるいは本人から頼まれたり、本人の承諾があるからといって殺すと、この罪に問われるのです。これには、自殺者本人が罰せられないのに関与した人間が罰せられるのは矛盾している、という意見もあります。でも、自殺者本人の不罰化がけっして自殺の権利承認ではないのですから、矛盾はありません。

また、一口に自殺といっても、一人で済ますのと他者がからむのでは違います。

その意味合いも、そこから派生してくる問題も違うから、むしろ異なる扱いをするほうが妥当でしょう。人間は社会的存在です。個々人を社会構成の基礎単位と考えれば、お互いの生命を尊重し合う義務が生じます。同時に、各人の生命は法益として守られるものになります。その法益が他者の手で侵害されるのですから、「自損行為」とは異なった扱いを受けて当然です。もはや、自殺者本人と関与者との一対一の関係だけでは済まされないはずです。

Q14 安楽死の要件は必要・十分条件なのですか？

賛成・反対どちらの立場でも、安楽死の要件をかなり厳格に考えているようですね。安楽死要件の中身と、その問題点を教えてくれますか？

ここで言う「安楽死」とは、自発的積極的安楽死に限ります。消極的安楽死（尊厳死、治療の中止↓Q19）、間接的安楽死は含まれません。

積極的安楽死を法律で認めているのはオランダとベルギーだけですが、他国でも安楽死推進論者が法案を議会に提出したり、裁判の判決で安楽死実行者が刑事訴追されない要件を示すなどしています。日本では一九九五年三月、東海大学付属病院事件の判決で横浜地裁が出した四要件が有名です。何を要件とするかは、社会や文化、歴史の違いによって微妙に異なるので、ここでは日本の四要件に関する議論を中心に紹介します。

まずは、質問に対する答からです。安楽死の要件は必要条件ではありますが、十分条件ではありません。たとえば、横浜地裁の判決で松浦繁裁判長は、次のような前置きをしてから四要件を示しました。

「現代医学をめぐる諸問題の中で、生命の質を問い、あるいは自然死、人間らしい尊厳ある死を求める意見が出され、生命及び死に対する国民一般の意識も変化しつつあり、安楽死に関しても新思潮《しんしちょう》が生まれるようにもうかがわれるのであって、こうした生命及び死に対する国民の認識の変化あるいは将来の状況を見通しつつ、確立された不変なものとして安楽死の一般的許容要件を示すことは、困難なところといわねばならない。そこでここでは、今日の段階において安楽死が許容されるための要件を考察することにする」

安楽死に関する考えが大きく変化しているので、「確立された不変なものとして……一般的許容要件を示すことは困難」と認めています。その上で、「今日の段階において安楽死が許容されるための要件を考察する」と述べています。あくまで、その時点における一つの見方を示したにとどまるのです。それは、この四要件がそれに先行する名古屋高裁判決（一九六二年）の六要件を修正して出されたことでも、裏づけられます。

刑法学者の甲斐克則は、「この四つの要件は、あくまで具体的事件で出されたひとつの判決例であって、これが法学界の一般的意見ではないし、これが一人歩きをしないように注意する必要がある」（『安楽死と刑法』成文堂）と釘を刺しています。日本尊厳死協会も、「安楽死の要件をみたせばそれは無罪になるかといったら、そうではありません。日本には安楽死を合法と認める法律は存在しないのですから、安楽死であっても人を殺すという違法行為を犯した事実に変わりはないのです。ただ、安楽死の場合、あらゆる状況からみて単なる殺人行為ではなく、その行為が告発された場合には、裁判で判決が出されるのです。どのような条件で殺人の違法性が阻却されるかは予測できません」（『自分らしい終末「尊厳死」』法研）と同様な見方です。

現状では、安楽死はまちがいなく違法なのです。個別の事件ごとに検討が加えられ、責めを負わせるのは難しいと判断されたら、無罪になったり、情状酌量で減刑されたりするのです。その判断の一つの基準として要件が示されたと見るべきであり、四要件のすべてを充たしたら自動的に無罪になるというものではありません。

それでも、今の日本で安楽死を議論する場合、この四要件が一つの拠り所になっているのは間違いありません。要件の一つひとつを、批判的に検討してみようと思います。四要件は「医師による」ことを前提にしており、次の四つがあげられています。

① 患者が耐えがたい肉体的苦痛に苦しんでいること
② 患者は死が避けられず、その死期が迫っていること
③ 患者の肉体的苦痛を除去・緩和するために方法を尽くし、他に代替手段がないこと
④ 生命の短縮を承諾する患者の明示の意思表示があること

①では、苦痛を肉体的なものに限っています。オランダでは精神的苦痛も含めていますが、精神的な苦痛も認めると自殺の積極的容認につながりかねないとの批判もあります。また、精神的苦痛は、人の主観やその時の置かれている状況によって、耐えられる閾値《いきち》が異なります。②では、患者が不治の病の末期にあることを条件にしています。この点も考え合わせると、ケア次第で回復もありうる精神的苦痛を除外したのは妥当ですし、日本人一般の常識にも合致することでしょう。

では、耐えがたい肉体的苦痛があるなら、安楽死もやむをえないのでしょうか。③では除去・緩和に方法を尽くしたことを要請しています。ところが、東海大学付属病院事件でも京都京北病院事件でも、これが不十分でした。ペインクリニック（緩和ケア）の発達で、がん末期特有の耐えがたい疼痛もほとんどは緩和できると言われています（↓Q11）。この措置がおろそかにされたケースが不幸にも事件として表面化している、どうやらこんな構図がありそうなのです。

もし肉体的苦痛ゆえの安楽死が認められるとしたら、ペインクリニックが日本全国でごく当たり前の医療として普及し、苦痛緩和の十分な措置を受けてもなお痛みが取れず、やむをえず安楽死に踏み切ったときでしょう。しかし現状では、良いペインクリニックが発達しているにもかかわらず、現場でそれが十分に生かされているとは言いがたいようです。「方法を尽くし」という条件に合致するケースは、ごく限られることでしょう。「方法を尽くしたけど、痛みが取れなかった」と言う医師がいたら、まずはその医師自身の技術的力量が疑われるはずです。

それと、③の後半で「他に代替手段がないこと」も指摘しています。何をもって代替手段がないと言い切れるのか、疑問が残ります。たとえば、ホスピスなどでは最後の手段として、「セデーション」が行なわれています。鎮静薬《ちんせいやく》によって患者

ホスピス（hospice）

原義は、巡礼者などを泊める宗教団体の宿泊所。死期の近い患者を入所させて、延命のための治療よりも、身体的苦痛や死への恐怖をやわらげることを目的とした、医療的・精神的・社会的援助を行う施設。（『大辞林』第二版、三省堂より）

の意識レベルを下げて痛みを感じなくさせる方法です。これも視野に入れると、「他に代替手段がないこと」という条件が意味をなさなくなります。ペインクリニックの発達でほとんどの痛みは取れる、それでもだめな場合でもセデーションがあるとなれば、肉体的苦痛ゆえの安楽死は否定されてしまいます。ただし、このセデーションも恣意的に用いるなど一歩運用を間違えると、「もう一つの安楽死」と言わざるをえなくなります。その点についてはQ20で触れることにします。

結局、今の日本で、手を尽くした末に安楽死に踏み切ったと胸を張れる医師は、ほとんどいないでしょう。そこまで自信がある医師なら、たぶん除痛・苦痛緩和も上手にやってくれているはずだ、と私には思えます。肉体的苦痛は孤独感や不安などの精神的要素によっても感じ方が変わりますから、全人医療を心がけている医師ほど苦痛緩和にも成功しているのが現実のようです。

次に②に戻って、「不治」と「死期の切迫」を検討します。この二つの条件に合う例として、がんの末期患者が考えられます。しかし、私が取材した患者さんの中にも、がんが発見された時には末期で転移しており、医師からは「数カ月から良くて半年の命」と宣告されながら、もう何年も生きている人がいます。昔なら「奇跡《きせき》の生還《せいかん》」と騒がれる、こんな事例は今ではけっして珍しくなく、雑誌などでも報告

セデーション（Sedation）
詳しくは→Q20。

例をよく見ます。これは何を意味するのでしょう。

一つは、医師の診断の不確かさでしょう。医学がどれほど発達しても、医師の誤診率はさほど変わっていないようです。かつて「名医」と謳《うた》われた東大の沖中重雄《おきなかしげお》教授（内科）が退官時（一九六三年）の最終講義で、自分の誤診率を「平均一四・二％」と公表し、大きな話題になったことがあります。それからもう四〇年もたちますが、医者の力量が全般に向上したとは到底思えません。誤診どころか、肺がんと心臓疾患の患者を取り違えて手術をしてしまう、手術器具を体内に置き忘れる、かと思えば医学部への裏口入学は相変わらず横行しているという具合で、その退廃ぶりは目を覆《おお》わんばかりです。神ならぬ医師に、あるいは名医ならぬ凡医に、目の前の患者の病が「不治」だとか「死期が迫っている」と正確に判断するのは、なかなかに困難なようです。

もう一つは、治療法の発達です。かつて死病として恐れられた結核も、今では治療可能になりました。がんにかかっても、半数が寛解《かんかい》する時代です。私の取材例の中にも、抗がん剤を組み合わせる新しい治療法が開発されたおかげで助かった、むしろがんの発見が遅れて幸いしたという人がいました。日本では未認可の特効薬や治療法が、外国では許されていることもあります。医者に見離されたが代替医療

沖中重雄

一九〇二〜一九九二年。東大医学部卒業、同大助教授、第三内科教授を歴任する。定年退職後、虎ノ門病院長となる。学士院恩賜賞、文化勲章受賞。

寛解

がんや白血病、バセドー病などに用いる。病気の症状が一時的あるいは永続的に軽くなったり、消えたり、検査結果が正常になったりすること。完全治癒《ちゆ》とは異なる。

で治ったという人もいます。「死期が迫っている」のが、具体的にどれほどの期間を指すのか不明なこともあり、この要件はかなりのあいまいさを含むと言えるでしょう。

④の「患者の明示の意思表示」は、自己決定権を安楽死の根拠にしたがゆえの要件です。望んでいない人が安楽死させられては困るし、家族の要請で実行されても困ります。つまり、「推定的意思」では不十分としており、妥当な要件と言えます。しかし、理屈は良くても、問題は現実です。Q11で見たように、インフォームド・コンセントが不十分な現状で、はたしてどれだけの患者が自分の病状と予後《よご》を正確につかみ、冷静な判断ができるでしょうか。周囲の何らかの圧力に影響されていないか、自律的な自己決定であるかどうかも、現実には心配なところです。

これら四要件のすべてを充たした場合に限り免責されうるわけですが、判決ではその根拠に「自己決定権」と「緊急避難の法理」を挙げています。後者は、他に代替手段がないのだから苦痛除去のために生命を犠牲にしてもやむをえないとしよう、というわけです。これにより違法性が阻却されますが、「期待可能性」の観点から責任を阻却するという見方もあります。あらゆる事情を汲んでもそれ以外の行為が期待できなかったら、期待可能性がないということで、責任阻却が法理論的に

期待可能性

行為当時の状況で、行為者に適法な行為をすることも期待できること。この可能性があったのに犯罪を実行した場合に刑事責任を問うことができ、可能性がない場合には責任が阻却される。また、可能性の有無・程度で責任の有無・軽重《けいちょう》も変わってくる。

認められます。それに該当するというのです。行為はあくまで違法と見る立場です。

この立場の人たちは、安楽死の立法化に反対します。甲斐克則は「積極的安楽死および医師による自殺幇助は違法と解さざるをえず、事情によっては責任阻却の余地が残る。そして、立法は必ずしも必要ではない」(『安楽死と刑法』)と主張します。また、坂井昭宏も次のような整理をしています。

「積極的安楽死を法律上あるいは倫理的に容認するようなルールを作るべきではない。なぜなら、『殺すなかれ』は人類永遠不変の倫理規範のひとつである。これは義務倫理学の立場である。あるいは、功利主義倫理の観点から、そうしたルールを認めることから生じる害悪の方が、そこから生ずる利益よりも大きいと主張することもできる。どちらの立場から見ても、積極的安楽死は認められない。しかし、理論で現実を裁断して事足れりとするのは、学者の独断にすぎない。被告と同じ状況にあって、ほかに何ができるのか。やむにやまれぬ事情があるのではないか。こうした場合、上に述べた『超法規的な責任阻却事由』に頼らざるをえないであろう。とくに、介護殺人《かいごさつじん》と呼ばれる悲劇的事件では、このような責任阻却論の積極的活用を期待したい」
（『安楽死か尊厳死か』北海道大学図書刊行会）

四要件の検討を通じて見えてきたのは、すべての要件を充たす事例はほとんど考えられないということでした。でも、現実は複雑です。どうにもやむをえなかった、罰するのはあまりにかわいそうだという例も、可能性としてはなきにしもあらずです。そんなときには、司法の場で個々の具体的事情を斟酌《しんしゃく》し、責任の阻却を考えるべきでしょう。私も、立法はすべきでないと思います。

なお、四要件の前提である「医師による」実行についても、異論はあります。なぜ医師だけが安楽死を実行できるのか、他の人ではどうしていけないのか、人を生かすのが職業の医師が人を殺してよいのか——といった議論があるのです。この点については、Q17で検討を加えることにします。

Q15 本人が安楽死を望んでいることは、どのように確かめるのですか？

不治の病で苦しむ患者が「もう死なせてほしい」と訴えても、本心は「生きたい」ということが多いそうですね。本人の意思はどう確かめるのですか？

積極的安楽死と医師による自殺幇助は、その行為が死を直接もたらすものですから、本人意思の確認作業には格別の慎重さが要求されます。東海大学付属病院事件での横浜地裁判決では、積極的安楽死の四要件の最後に「患者の明示の意思表示」と述べるにとどまり、それを具体的にどのように確認するかは不明です。外国の例で見てみましょう。

医師による自殺幇助を認めている米国の「オレゴン州尊厳死法」では、次のような流れで本人意思の確認が行なわれます。

①オレゴン州住民で知的精神的な判断能力がある患者が、不治の病気の末期にあり、担当医師から余命半年と診断される。

②患者本人が医師に、尊厳をもって死ねる薬剤の処方を口頭で要請する。
③要請と同時に一五日間の待機期間が始まり、この間に、医師は死ぬのを思いとどまるよう説得する。また、処方薬を服用した場合の結果のほか、鎮痛療法、ホスピスケア、精神的支援などの選択肢についてよく説明する。患者に理解と判断の能力があることを確かめる。近親者に知らせるよう患者に頼む。要請は、いつでも、どのような方法でも撤回できることを、患者に繰り返し知らせる。
④患者は、立会い医師の診断に回され、担当医はこの医師により、自分の診断や予後の推定がまちがっていないこと、患者が理解したうえで意思決定できることを、確かめてもらう。どちらかの医師が、患者が精神病や心理的異常、うつ状態にあると判断したときは、患者はカウンセリングに回される。
⑤一五日間の待機期間が切れると、患者は二人の証人（少なくとも一人は親族でも後継人でもない）の前で書面に署名する。さらに、患者は②の要請を再び口頭でする。担当医も再び、撤回がいつでも可能なことを告げる。
⑥書面による要請から四八時間後、患者は、自分の尊厳を人道的に守って死ぬことができる薬剤の処方箋をもらう。この時医師は、患者が十分に理解して納得のうえで自主判断したことを確認する。

かなり周到《しゅうとう》な配慮がなされていることがわかります。まず、一五日間の待機期間を設けているのが特徴です。いわば「冷却期間《れいきゃくきかん》」を設けて、本人の意思に変化がないことを確かめているのです。と同時に、「いつでも、どのような方法でも撤回可能」なことも、繰り返し知らせています。これは患者が薬剤を入手した後も同じで、薬剤を使う使わないは本人の自由なのです。もう一つ特徴的なのは、担当医以外の医師のセカンド・オピニオンを求めていることです。これは、九三年にオランダが「死体の埋葬に関わる法律」を改正して実質的に安楽死を追認したときに、「最低一人の他の医師と相談する」という条件をつけたこととも共通しています。たまたま安楽死に熱心な担当医に当たり誘導《ゆうどう》されてしまった、という危険を防ぐ意図もありそうです。証人に親族や後継人以外の人を立てるようにしているのも、利害関係のない人を入れることで客観性をもたせようとする配慮でしょう。

肝心《かんじん》の意思の中身が自発的なものであることの確認は、担当医、立会い医の双方によってなされます。自殺幇助の要請は最初から最後まで自発的意思で貫かれていなくてはならず、薬の服用も患者本人の手でなされなくてはなりませんから、意識を失った患者が事前に書面化しておいた「リビング・ウィル」(→Q4)に基づ

セカンド・オピニオン(Second Opinion)

第二の意見。つまり、担当医以外の診断や所見のこと。患者が納得のゆく医療を求めるには今や必須のものと言えるのだが、現実には担当患者が他の医師の診断を求めると露骨《ろこつ》に嫌悪感を表わしたり嫌がらせをする医師が多い。欧米では第三の意見(サード・オピニオン)という言葉も出ているという。

いて処置するなどということはありえません。

では積極的安楽死の場合には、リビング・ウィルは有効でしょうか。

横浜地裁判決の四要件には「明示の意思表示」が入っています。この意思表示は「明示のものに限られ、推定的意思表示では足りない」と明言されています。であれば、推定的意思表示の一種であるリビング・ウィルは、認められません。それと、「耐えがたい肉体的苦痛」という第一の要件から考えても、リビング・ウィルは用をなさないはずです。なぜなら、意識を失って昏睡状態に陥っている患者は痛みを感じないというのが、医学的な常識だからです。つまり、リビング・ウィルに基づき安楽死を実行すべき時には、実行の理由たる痛みが存在しないのです。皮肉な矛盾を生んでしまうのです。

ところが、オランダの安楽死法では、「一六歳以上の患者が自分の意思を表わせなくなったら、この状態に先立って相当の判断力を有して書かれたと見られる生命終焉の要請書面が有効」だとされています（第二条）。安楽死と医師の自殺幇助にリビング・ウィルを認めているのです。星野一正によれば、「議会においては、この問題について議論が盛んに行なわれたが、政治的結論として、アルツハイマー病患者におけるアドバンス・ディレクティブを容認した」（「時の法令」二〇〇一年一二

アルツハイマー病

ドイツのアルツハイマー（A. Alzheimer、一八六四〜一九一五年）が報告。平均で五〇歳代前半に発症し，徐々に進行する痴呆の一。今起きたことを忘れる，慣れた道に迷うなどの症状。末期には痴呆が高度になり，全身衰弱で死亡する。脳の広範な萎縮がみられる。原因は不明。（『デイリー新語辞典』三省堂より）

アドバンス・ディレクティブ

患者に判断能力がある時に前もって用意しておく医師への指示のことである。リビング・ウィルもその一つだが、リビング・ウィルは持続的植物状態になった患者の生命維持装置を外す場合などに限られ、アドバンス・ディレクティブはそれ以外の具体的問題や臓器提供、献体などに関する指示を意味する。

月二〇日発行）そうです。法律の条文ではアルツハイマー患者に限っていませんが、判断能力のあった人が能力のあった時点に示した意思を尊重しようということのようです。

ただし、日本の要件に即して考えた場合、はたしてオランダのように「意思表示」の幅を広げてしまってよいのか、私には疑問が残ります。積極的安楽死は、自殺幇助よりも確実に患者の死を到来させます。そうであれば、オレゴン州尊厳死法のガイドラインにも増して、患者の自発的かつ持続的な意思表示を厳格に求めてしかるべきでしょう。

リビング・ウィルが国際的にも認められているのは、尊厳死の場合です。尊厳死は、無駄な治療を拒否（中止）して自然死（尊厳死）を実現させようというものですから、「耐えがたい苦痛」は要件になっていません。意思確認の方法も、積極的安楽死や自殺幇助よりもゆるやかな基準になっています。意識があればもちろん口頭で意思表示すればいいのですが、意識が無いときには他の方法による推定が許されます。

尊厳死のリビング・ウィルを法的に最初に認めたのは、「カリフォルニア州自然死法」（一九七六年）でした。カレン事件の州最高裁判決が出た年のことです。同州では続いて「医療のための持続的委任権法」を制定しています。これは「アドバンス・ディレクティブ」(advance directives)を認めるものです。せっかくリビング・ウィルを作っておいても、いざ尊厳死を実施してほしい時に患者本人は意思決定できず、医師に実行を要請できません。本人に代わって医師に要請したり、終末期医療に関する意思決定をしてくれる代理人を立て、実効性を高めようというのです。「医療のための持続的委任状」を作成しておくと、必要な時期にこの委任状の効力が発生するという制度です。

カリフォルニア州のこうした先駆的な動きが全米に広がりました。リビング・ウィルが各州の法律でも認められるようになるとともに、一九九〇年一一月には連邦政府が「患者の自己決定権法」を制定しています。この法律は、メディケアやメディケイド(→Q5)の加入患者に医療サービスを提供する施設を対象に、患者の自己決定権の尊重を促進するものです。患者にリビング・ウィルとアドバンス・ディレクティブを指示しておく権利のあることが、明記されています。

日本では、東海大学病院事件の横浜地裁判決で、「治療行為の中止要件」を明らかにしています。この中で「患者の明確な意思表示によることが望ましく」と断った後に、「患者の明確な意思表示が存在しないときは推定的意思によることが許さ

医療のための持続的委任権法
Durable power of attorney healthcare. アドバンス・ディレクティブを世界で最初に認めたのが、カリフォルニア州のこの法律。このあと、同様の法律が全米各州でつくられている。

れ、推定的意思を認定するには、事前の文書による意思表示や口頭による意思表示が有力な証拠となる」と、リビング・ウィルの効力を認めています。

さて問題は、患者本人が意思表示できない、しかもリビング・ウィルなど意思を証明できるものがない場合です。このようなときには、患者は尊厳死できず、植物状態のまま耐え忍ぶしかないのでしょうか。この点については、次項（Q16）で検討することにします。

Q16 本人の意思がはっきりしないときには、どう判断するのですか？

意識不明でリビング・ウィルも作っていない患者、あるいはボケた人や子供が、安楽死や尊厳死をするときには、どのようにして意思を確かめるのですか？

本人の意思がはっきりしないのに積極的安楽死や自殺幇助をすることは、絶対に許されないことです。死にたいと思っているかどうかわからないのに、本人以外が勝手に解釈して死なせてしまうわけですから、これは「安楽死」でなく、殺人行為です。ですから、この質問への答は、狭義《きょうぎ》の尊厳死（治療の中止）に的を絞《しぼ》って考えるべきことと言えます。

人工的な延命治療を拒む尊厳死は、実施の時点で、一般的に患者本人に意識と判断能力がないケースがふつうです。さまざまなチューブにつながれたまま最期を迎える「スパゲッティ症候群」を避け、自然な状態で死にたい。あるいは、植物状態で人工延命装置につながれたまま生き続けたくない。しかし、その時には自分で意思が表明できない。だから、事前にリビング・ウィルを作成しておいて、意思の実現を図る。こんなケースが一般的と言えるでしょう。こうした事例でリビング・ウィルが認められるようになってきたことは、前項（Q15）で見たとおりです。

問題は、患者が意思表示できず、リビング・ウィルもないケースです。ここでは、他者による意思推定・代行判断が焦点となります。以下、典型的な場合に分けて考えてみます。

［意識はないが、本人の意思が推定できる場合］

アメリカ・ミズーリー州の「ナンシー・クルーザン事件」（一九八三年）が、この例といえます。車の事故で植物状態となったナンシーの延命措置（栄養と水分の補給を含む）の中止を、両親が裁判で求めたものです。「植物状態になってまで生きたくない」と生前のナンシーが語っていた、だからその意思を親に代理させてほしいという訴えでした。州最高裁の判決では、延命措置の中止を代理人が決定できるのは、リビング・ウィルがあるときか、リビング・ウィルが無ければ「明白で説得力のある証拠」が存在するときに限られるとの判断が示されました。敗れた両親は連邦最高裁にも上告しましたが、そこでも敗訴。その後、ナンシーの友人三人の新証言をもとに州の検認裁判所に審理再開を求め、やっと両親の訴えが認められました。

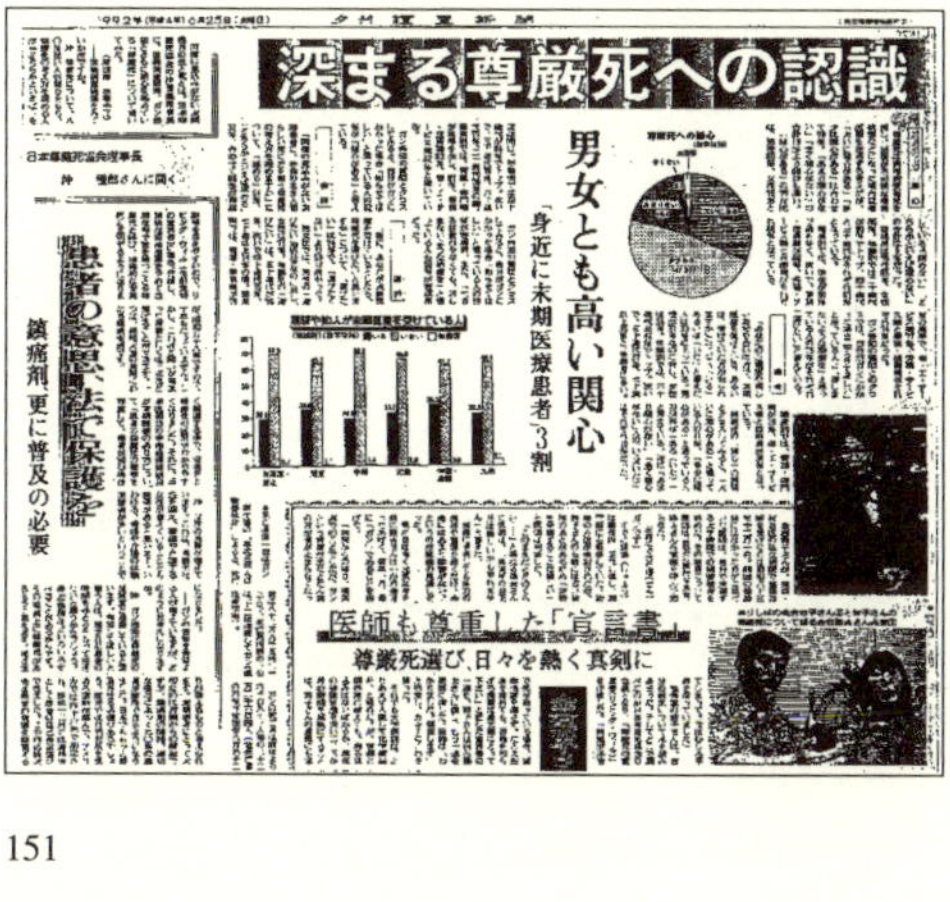
深まる尊厳死への認識

男女とも高い関心

「身近に末期医療患者」3割

医師も尊重した「宣言書」

尊厳死選び、日々を熱く真剣に

患者の意思、法で保護を

鎮痛剤、更に普及の必要

日本でも尊厳死への認識は徐々に深まっている（『読売新聞』一九九二年六月二五日付）

この裁判では、「明白で説得力のある証拠」がポイントでした。両親の証言だけでは説得力がないと見なされたのですが、友人三人の証言が証拠として認められたのです。

この事件に先行するニュージャージー州の「カレン・クインラン事件」（一九七五年）では、酒と精神安定剤により植物状態となったカレンの人工呼吸器を外すよう、父親が裁判で訴えました。このケースでも、本人が生前に「植物状態になったら生命維持装置をつけないでほしい」と言っていたという主張がなされました。州の最高裁は父親をカレンの後見人と認め、改めて医師を選ぶ権利を父親に与え、その医師が取り外すべきだと判断したら外してもよい、という判決を出しました。取り外し後も栄養や水分の補給は続けられたので、人工呼吸器の取り外しがすぐに生命の終焉《しゅうえん》を意味したのではありませんでした。その点で、「ナンシー・クルーザン事件」のような強い証拠が求められなかったと言えるかもしれません。

結局、人工延命措置の中止が、栄養と水分の補給中止までも含んで死に直結する場合には肉親の証言以外の厳密な証拠を求め、死に直結しない場合には肉親に代行権を認めた、と整理できそうです。

日本では、尊厳死の代行判断については、三つの公的見解があります。

一つは、九二年三月、日本医師会の生命倫理委員会が発表した「末期医療に臨む医師の在り方についての報告」です。患者が望む尊厳死の意思を尊重しようとする方針を明らかにした内容で、本人の意思表示が不可能な場合にも触れています。ナンシー・クルーザン事件を参考に、「本人のはっきりした意向が家族や友人などの証言を通じて信頼できる場合には、本人の意思表示に準ずるものと考えてよいであろう」と見ています。

二つ目は、九四年五月、日本学術会議が出した報告書「尊厳死について」です。これも尊厳死の尊重方針を明らかにしたもので、「文書の形式を採らなくとも、近親者等の証言によって事前の意思が確認できれば、それを本人の意思ないし希望として扱ってもよいように思われる」と、ここでも近親者の証言の準用を認めています。

三つ目は、九五年三月の東海大学病院事件の横浜地裁判決です。「治療の中止の要件」でこう触れています。すなわち、「(患者本人の)事前の意思表示が、中止の時点と余りにかけ離れた時点でなされたり、その内容が漠然としているとき」は、「家族の意思表示により補うことが必要である」。さらに、「事前の意思表示」自体が無い場合には、次のようにしなさいと言います。

「患者の事前の意思表示がない場合は、家族の意思表示から患者の意思を推定すること、言い換えると、患者の意思を推定させるに足りる家族の意思表示によることが許される。こうした患者の意思を推定させるに足りる家族の意思表示と認められるには、家族が、患者の性格、価値観、人生観について十分に知り、その意思を的確に推定しうる立場にあることと、患者の病状、治療内容、予後等について十分な情報と正確な認識を持っていることが必要である」

これに続けて、医師側も、患者自身の考えや家族との関係などを的確に把握していることを求めています。それだけ周到な配慮が必要だと言いたいのかも知れませんが、現実味がない分、「絵に描いた餅」を見せられる気分になります。家族といっても、患者の死亡後に遺産相続をめぐって骨肉の争いをする例だって少なくありません。インフォームド・コンセントは徹底せず、三分診療が当たり前の現状で、患者だけでなく家族の関係までもしっかりとつかんでいる医師が、どれほどいることでしょう。

家族の意思に楽観的に重きを置いたこうした考えに、星野一正も疑問を呈しています。星野は日本学術会議の報告書を、米国の法律を引き合いに出して批判します。米国の「統一解剖贈与法」(Uniform Anatomical Gift Act)では意思決定権をめぐる家族内の順位が定められていますが、そうした法律がない日本では「家族内で意見が分かれたときに、家族のなかのだれの意見をもって家族の結論的意見とするかが決められていない」と指摘します。また、ワシントン州の尊厳死法案では、「血縁、養子縁組による家族」「患者から遺産相続を受ける者」を含む家族は誰も証人になれないと定められていたそうです。家族同士で利害が反することが多いのを配慮した規定だというのです。そこで、日本の姿勢をこう批判します。

「このように家族の証言を認めない米国とわが国では国民感情の違いがあるにしても、わが国では、あまりにも性善説《せいぜんせつ》に立ち過ぎて、家族全員を差別なく一律に信用する現実離れした情緒的傾向が強すぎるのではあるまいか」(「時の法令」九四年一二月三〇日)

［意識がなく、本人の意思も推定できない場合］

横浜地裁判決の「治療の中止」で触れた「患者の事前の意思表示がない場合」

性善説

人間は善を行うべき道徳的本性を先天的に具有しており、悪の行為はその本性を汚損・隠蔽することから起こるとする説。正統的儒学の人間観。孟子の首唱。(『大辞林』第二版、三省堂より)

が、実質的にこれに該当すると思われます。書面を作成しておらず、事前にだれかに意思表示したことのない人が、昏睡に陥ったり、持続的植物状態になったような場合です。本人のことをよく知っている家族らが代理となって意思決定することが多いようですが、それを誰とするのか迷うことも多そうです。

[意思決定能力に欠ける人の場合]

一九七六年、アメリカのマサチューセッツ州最高裁で争われた「サイケビッチ事件」が一つの事例といえます。六七歳の男性・サイケビッチは重度の精神発育遅滞で、精神年齢は三歳程度でした。白血病の末期になり、残された医療は化学療法しかありません。この時点では本人が疼痛を訴えていませんでしたが、化学療法を行なえば副作用で苦痛が生じる可能性が予想され、他方で治療効果はあまり期待できませんでした。そこで、彼の後見人として任命された、サイケビッチが入っていた施設の長は、医師が行なおうとした化学療法は好ましくないとし、治療を拒む判断をしました。

同州最高裁は判決で、「能力者か無能力者に限らず、だれでも延命治療拒否権を持っている」と明言し、その決定に関する法的基準を明らかにしました。そして、

白血病
白血球生成組織の悪性腫瘍。病的な幼若白血球が無制限に増殖し、正常な赤血球・白血球・血小板の生成を阻害し、悪液質・出血傾向・重症感染症などをおこす。(同)

化学療法
化学的に作った薬や抗生物質を用いる治療法。がんの治療では外科手術、放射線治療と並ぶ三大治療法の一つ。

理性的人間の「客観的基準」で考えるのではなく、無能力者自身の主観的側面を重視し、この患者ならこう希望するのではないかという「主観的基準」にもとづいて、代理人が代行判断することを認めました。本人の利益を図ることを重視した結論と言えます。

これは無能力者に限らない一般則としても言えることで、宮川俊行は倫理学の立場から、代理者意向のあり方を次のように明らかにしています。

「その当人に代わってある個人が意志決定をするわけで、そこには、この代理者は被代理者の意志をもっとも忠実に代行し、被代理者の最大の善にかなった判断をなすであろうという理解が前提されている。従って近親者または後見人、ごく親しい友人、弁護士などが選ばれるのが普通である。場合によっては社会の公権力、あるいはそれの公認あるいは委託をうけた者が、この個人の利益にもっともかなない、この個人の主観的意向であろうと見られる意向を定める」(『安楽死の論理と倫理』東京大学出版会)

判断能力に欠けたり、劣っていると考えられる具体例には、痴呆患者や子供も考えられます。こうした場合にも代理判断が要請されることになります。必ずしも親族が代理人にふさわしいとは言えない場合もあり、米国では法廷が代理者を決めることもあるそうです。

日本尊厳死協会では、痴呆を尊厳死のリビング・ウィルの対象にするかどうかを、九五年から九六年にかけて内部検討し、見送った経緯があります。会員のアンケート調査では「重度老年期痴呆になったら延命治療を拒む」との一文をリビング・ウィルの宣言書に盛り込むことに賛成した人が八六%もいたのですが、生命軽視と誤解されかねないとして見送られたそうです。不治ではあっても末期ではないから尊厳死の要件からも外れるということで、リビング・ウィルに重度老年期痴呆老人の尊厳死を盛り込んでも、現実には医師から受け入れてもらえなかっただろうと同協会では見ています。

ただし、痴呆老人が他の病気を併発し、末期の苦しみに苛まれるというケースも考えられます。現状ではリビング・ウィルを作成してある人はいないようですから、こうした場合には尊厳死の代理判断が要請されることになるのでしょう。

重度老年期痴呆（老人性痴呆）
大脳の老人性変化や萎縮などによって生じる痴呆。記憶障害や人格の変化などが認められる。（『大辞林』第二版、三省堂より）

Q 17

安楽死は必ず医師が実行すべきものなのですか？

各国の法律や裁判で示された安楽死の要件には、医師の手によることが明記されているようですね。それはなぜですか？医師でないといけないのですか？

国の法律で安楽死を認めているオランダとベルギーでも、州法で自殺幇助を認めている米国の「オレゴン州尊厳死法」でも、さらに日本の横浜地裁判決で示された違法性阻却の四要件でも、安楽死や自殺幇助は医師の手で実行されることを前提にしています。医師以外が実行した場合には、殺人や自殺関与の罪に問われることになります。この原則は国際的に認められていると見てよさそうです。

医師のみに、特定の要件を充たした場合に法的な免責が与えられるのには、さまざまな理由が考えられます。それらの理由は、不治や末期の患者の治療に当たっているのが医師であることから派生すると言えます。安楽死運動を進める「ヘムロック協会」(米国安楽死協会)の創始者の一人で理事のデレック・ハンフリーは、著書『ファイナル・エグジット　安楽死の方法』(田口俊樹訳、徳間書店)の中で、安楽死に医師の介助が要請される理由を「職業的理由」と「社会的理由」に分けて、次のように整理しています。他の論者らの意見も大同小異なので、その代表として紹介します。

［職業的理由］

① 死が患者にいつ、どのような形で訪れるかを一番よく知っている。

② 致死薬を合法的に入手でき、投与法も心得ており、耐性や相互作用に起因する失敗を免れることができるのは医師だけである。

③ 医師は、患者を仔細《しさい》に観察する訓練を受けた人たちである。オランダの例は綿密な計画と準備が安楽死には不可欠なことを示している。

④ 患者がルー・ゲーリック病（筋萎縮性側索硬化症・ALS）や咽頭がんを患っているような場合は、嚥下《えんか》ができないので、最期を迎えるには手際《てぎわ》よく注射を打てる人が必要になる。

［社会的理由］

① 人生を終える頃には、安楽死の介助を頼もうにも頼める人が身の回りに残されていない場合がある。

ルー・ゲーリック
一九〇三〜一九四一年。米国大リーグの打撃王。ニューヨーク・ヤンキースの一塁手を務め、一九三九年五月に連続二一三〇試合出場の記録に終止符を打った。この記録は、一九九五年九月にボルチモア・オリオールズのカル・リッケンに破られるまで、五六年間も続いた。ALSで三七歳の若さで亡くなった。そのため、ALSは別名「ルー・ゲーリック病」とも呼ばれた。

② 介助を頼んだ近親者が、仕事上の厄介事《やっかいごと》や負債《ふさい》などで手助けをする精神的余裕がないことも、よくある。手を貸して罪悪感を覚える人もいる。
③ 患者は、一人で実行して失敗することを恐れる。
④ 医師の役割は患者の治療と苦痛の除去だが、治療が不可能になり、患者が安楽死による救済を望んだら、医師が手を貸すことはごく自然なことだ。
⑤ 末期医療の現場では、医師は、患者とプライベートな関わりをもたず、患者の人生を確実に、慈悲深く終わらせることのできる、唯一の実力者である。安楽死は、患者と医師が責任を持ち合い、十分に話し合われた結果でなければならない。

「職業的理由」については、納得する点が多いと思います。病状診断や致死薬、注射の扱いなどで、医師が専門の知識や技術を持っているのは間違いありません。一般人による濫用《らんよう》を防ぐ意味からも、だれか特別な人に限定した方がよさそうです。でも、ここに挙げられた理由に匹敵《ひってき》する条件が確保できるなら、医師に限らなくともよいと言うことはできます。さらに、オランダのように対象者が末期や肉体的苦痛を訴えている患者に限られなくなると、話は別です。坂井昭宏は次のように指摘します。

「しかし、なぜ医師だけにこのような特権が認められるのか。積極的安楽死容認論の多くが対象を死期の迫っている末期患者に限定し、死の介助者を医師に限定したのは、延命および疼痛緩和、さらに死に至らしめる手段などについて専門的知識が必要とされるからであった。しかし、末期患者でなければ、介助者を医師に限定する必要はない。たんに安楽死を希望する人の人生観や信念を確認するだけなら、聖職者やカウンセラーにも可能である。また、致死量の薬物を注射することと睡眠中に窒息死《ちっそくし》させることのあいだに、倫理的にそれほど大きな差異があるとも思われない。もし医師が免責されるなら、一般市民を嘱託殺人あるいは自殺幇助で罰することもできない。正義あるいは公平の原理に反するからである」(『安楽死か尊厳死か』北海道大学図書刊行会)

もう一つの「社会的理由」は、論拠としてもっと弱いです。①〜③は近親者や本人の事情を述べたもので、医師の介助を積極的に肯定する理由ではありませんし、④⑤も、医師が実行することを前提にそれを補足する理屈であり、医師以外の他者が介助することを否定する理由にはなりません。

日本の論者の中でも、安楽死賛成・反対の双方から医師に限定することに疑問が出されています。

太田典礼とともに日本の安楽死運動をリードした刑法学者の植松正《うえまつただし》は、一九七六年夏に日本安楽死協会が東京で開いた第一回安楽死国際会議で、「私は医師の手によることは必要であるとは考えておりません」と発言しています。「死の判定あるいは死期の切迫を判定するのは医師でなければできないと思いますけれども、殺すことは医師でなくともできる」という理由からです（日本安楽死協会編『安楽死とは何か』三一書房）。医師の役割は「死の判定」や「死期の切迫の判定」で、実行行為は他の人間にもできるという主張です。

一方、安楽死法制化に反対する清水昭美は、性善説的な医師観を批判します。

「『医師の手によることを本則』とすることは、医師なら誰でもやってもいいことになる。医師とは、医師という資格であって、診断の確実性を保障するものではない。……（中略）一般の濫用をさける為の要件であるが、逆に、『医師の手による』という必要条件が、『医師の手に拠ったのだから』という十分条件に

植松正

一九〇六〜一九九九年。千葉県出身。刑法学者で、一橋大名誉教授。検事、判事を経て一橋大教授となり、定年退官後は弁護士として活動。日本刑法学会理事、日本尊厳死協会会長などを務めた。死刑廃止論には反対の立場をとった。

すりかえられて、いつのまにか、安楽死が正当化されることになりかねない」

（『増補　生体実験』三一書房）

医師の資格を一律にとらえ、その性善説を疑わない姿勢への疑問です。誤診や医療過誤の続発、さらには人間性さえ疑われる医師が少なくないことも考えると、医師を「資格」だけで捉えるのはたしかに危険です。「滑りやすい坂」（→Q18）を転げ落ちる危険なしとは言えません。

医師の手によることを否定した場合、その先に考えられるのは二つの方法です。どちらにしても、医学的診断は医師が行ないます。その上で、一つは医師以外に安楽死の専門的な職を設けること、もう一つは一般人の実行を認めることでしょう。いずれの場合も実行行為の正当性は、実行に至るまでのプロセスが必要な要件を満たしているか否かによって、判定されることになります。

「医師の手による」という要件は、安楽死も自殺幇助も他者の介助なしには実行しえないから、それを誰に託すかという議論の中で煮詰められてきたものです。ところが、アメリカの病理医、ジャック・キボキアンは、この議論自体をふっ飛ばすような主張と実践を重ねてきました。自ら開発した「マーシートロン」という自殺

ジャック・キボキアン

一九二九年生まれ。病理医。ミシガン大学の研修医だった当時、死刑囚の身体を医療実験に利用するよう提案し、辞職を強いられている。八二年にカリフォルニア南部の病院勤務を退職後は、医師の自殺幇助について自らの見解を積極的に公表。八六年にはオランダで自殺幇助が事実上免責されたことを知り、安楽死を選択する患者のうち望む者を実験台にするという案も考え出している。九〇年に初期アルツハイマー病にかかっていた五四歳の女性の依頼を受け、自作の「マーシートロン」で自殺させた。以後の動向は本文の通り。

装置を用い、一三〇人にのぼる患者を自殺させたのです。キボキアンは、自殺装置の使用を著書の中でこう意味づけます。

「何らかの抗《あらが》い難い事情によって死を選択せざるを得ない人に対して、誰かが直接手を下す必要が無くなる。そのような忌まわしい役割は、もはやマーシートロンのような装置が引き受けることとなったのである。そしてそれを作動させるのは、死ぬ当人なのだ。そして最も重要なことだが、今や医師やその他の専門家の参加は厳密な意味で任意的なものになった。すなわち無害な塩水注射のために静脈に針を刺すことか、もしくは死の判定及び記録をとるためにＥＣＧ（注・心電図）を見ることだけである。医師はもはや、致死薬注射をする必要を免れるのだ。

このようにして、医師の仕事が間接的かつ無害（そしてある意味では有益）なものに限られることになれば、道徳性の問題はひとえに、そして厳密に患者側だけのものとなる。このようにして道徳性はもはや完全に主観の問題となり、外的（あるいは客観的）にこれを評価することは全く不可能となる」（『死を処方する』松田和也訳、青土社）

マーシートロンは、彼の手で一九八九年に開発されました。仕組みはこうです。医師が患者に静脈穿刺《せんし》を行ない、食塩水を点滴します。患者は自分の好きな時に、装置のスイッチを入れます。すると、食塩水の滴下が止まり、同じ穿刺につながった管からチオペンタールが素早く注入され、タイマーが作動します。チオペンタール注入から二〇〜三〇秒後に、患者は深い昏睡状態に陥ります。タイマー作動六〇秒後、濃縮した塩化カリウム液が同じ注射針から注入され続け、患者の心臓の筋肉が数分のうちにマヒし、三〜五分以内に死亡します。

安楽死させざるを得ない状況でも、患者が自分で装置のスイッチを入れて死ねば、それは自殺であり、医師の仕事は「間接的かつ無害」になる。非難されるか否かは患者側の問題になるというのです。さらにキボキアンは、全米に「自殺センター」を設けて患者が自殺できるような体制を整えることまで主張しています。こうした観点からオランダの実践について、「知覚のある、精神の健常な患者に対する安楽死」を「機械でなく医師が（あるいは他の誰であれ）行なうことは明らかに非道徳的である」と批判します。

たしかに、自殺がいつでも確実に、しかも苦しまずにできるようになれば、「他

チオペンタール

静脈麻酔薬。黄色の粉末で、蒸留水で水溶液として用いる。静脈注射後一五〜二〇秒で意識が消失する。

者の手」は必要でなくなります。安楽死や慈悲殺は不要のものになります。似た例として、九六年にオーストラリアの北部準州で世界初の安楽死を認める法律ができた時、同法下で実行第一号となったがん患者が同州の医師が開発した「死の装置」で亡くなったケースがあります。他者の手を排除しようとするキボキアンの試みは、安楽死論議の根本にふれる問題を提起していると言えるでしょう。

キボキアンは九〇年に、マーシートロンでアルツハイマー患者の自殺を手伝ったのを皮切りに、安楽死を望む、がんやアルツハイマー、ALSなどの末期患者約一三〇人の自殺幇助を行なってきました。しかし、九九年四月、ミシガン州巡回裁判所で第二級殺人罪で禁固一〇～二〇年の判決を言い渡され、七〇歳で服役しています。それまでにも自殺幇助罪などで四回起訴されたことがありましたが、いずれも無罪でした。今回は、筋萎縮性側索硬化症（ALS）の末期症状に苦しむ患者の右腕にキボキアンが致死量の薬物を注射して死なせたもので、彼が直接手を下したのは初めてでした。しかも、その様子を撮ったビデオが米三大ネットワークの一つであるCBSテレビの報道番組で放映されました。安楽死を裁判で争おう、世論を喚起《かんき》しようとの目的で働きかけたと見られ、放映三日後に起訴されたのでした。

自殺装置の使用を訴え続け、オランダの安楽死を「非道徳的」とまで批判して

CBSテレビの報道番組
「60ミニッツ」（60minutes）という番組。キボキアン自身が撮影したビデオテープを全国放映した。患者の死の場面を放映したことをめぐって、報道倫理面でも議論の的となった。

きた彼が、一転して自ら直接手を下したことは意外です。実は、患者が薬を自分で服用できない状態だったため、注射をしたのだといいます。この事情を汲《く》んで星野一正は、「自身で致死薬を服用する身体的能力もなく、マーシートロンのような自殺装置を操作する力もない終末期患者の自殺の自由の権利を満たすには、担当医があえてその患者を死なせてあげる道以外にないのであろうか。このような医師の行為を善意の行為とみなして、その違法性を阻却する道を開くべきではないであろうか」(「時の法令」九九年五月三〇日)と、同情的な見方をしています。

物議《ぶつぎ》をかもしながらも自殺装置の使用を訴え続けたきたキボキアンが、最後には直接手を下してしまったことは皮肉な現実です。自殺装置が役に立たないケースがあることを、自ら認めたと言えるでしょう。でも、それはまた、もう一つの重要な問題提起をしていると言えそうです。つまり、患者本人が自ら致死薬も飲めず自殺装置のスイッチも押せない、しかも苦しみ続けて死を望んでいる場合には、どんな手が残されているのかということです。

安楽死の合法化論議とは別に、ぎりぎりの極限状況で安楽死を認めざるを得ないこともある、そんなときには「誰の手」で実行したら免責できるのかを考えておく必要はあるでしょう。となると、話はこの項の前半に戻ることになりそうです。

Q18 「滑りやすい坂」論って、何ですか？

安楽死に慎重な考えの人たちがよく使う「滑りやすい坂」論って、何のことですか？　実際に何か不都合なことが起きているのですか？

「滑りやすい坂」論というのは英語で「slippery slope argument」といい、安楽死反対の根拠の有力な一つにされています。法律で積極的安楽死や自殺幇助を認めてしまうと、坂道をどんどん滑り落ちるように歯止めが効かなくなるという論です。その最悪の例がナチス・ドイツの安楽死政策でしたが、それは極端としても、心身障害者やハンディを負って生まれた新生児、家族や社会の負担が大きい慢性病《まんせいびょう》や難病を抱える患者や高齢者など、いわゆる弱者が安易に安楽死へ追いやられる危険性が指摘されています。また、命を粗末にする風潮を生んだり、悪徳医師が悪用しかねないという心配もあります。

これに対して、安楽死推進側はさまざまな安全弁条項やガイドラインを楯に、懸念を否定します。たとえば、「不治の病の末期患者」「耐えがたい苦痛」「患者本

ガイドライン
たとえばオランダでは一九九〇年以降、安楽死を実施した医師は地域の検死官（医師）に届け出るようになった。この届出書はガイドラインと呼ばれ、二八に上る項目があった。安楽死の要件に関わる項目以外にも、「安楽死を実施しなかったら、死期はいつごろになったか」などのこと細かな質問項目から成り立っていた。

人の自発的意思」「継続した要請」などの要件で枠をはめたり、実施後は速やかに届け出て厳重な審査を受けるよう定めるなど、具体的な歯止めをかけることで安易な拡大は起きないと見ます。また、「仮に悪徳医師がいるとしてもほんのわずかだ」とか、「悪用を防ぐためにも法規定が必要なのだ」といった反論もしています。

両者がこうした机上《きじょう》の意見をぶつけ合うだけでは、水かけ論になる恐れがあります。この議論に唯一具体的な材料を提供しているのが、オランダの実践だと思います。九三年に安楽死を実質的に容認し、二〇〇二年四月からは安楽死法が施行されるなど、実践の蓄積もあります。また、八九年に政府の肝煎《きもい》りで、最高裁検事総長のレメリンクを委員長とする「レメリンク委員会」を設置し、九一年、九六年、二〇〇三年と三回にわたって安楽死の詳しい実態報告書（通称「レメリンク報告書」。前二者は前年の、後者は前々年の調査結果をまとめている）を出しています。これでオランダの実践の具体的な中身がわかるようになり、世界中の注目を集めました。議論を具体化する素材を提供したといえます。ここでは、これら報告書を中心に問題点を考えてみます。

レメリンク調査は、エラスムス大学の調査員に研究を依頼し、医療関係者たちが率直に情報を提供すれば、それと引き換えに匿名《とくめい》にされて訴追も免れるという特

レメリンク委員会

委員長のレメリンクは，フローニング大学で刑法の教授を務め、一九六八年～九一年に最高裁の次長検事、検事総長を歴任した。八九年、オランダの連立政府は安楽死の法案をめぐって内部で意見が分かれて対立、実情調査の実施を目的とする諮問委員会を設けて答申を待つことにした。これがレメリンク委員会だった。（ジャネット・あかね・シャボット『自ら死を選ぶ権利　オランダ安楽死の全て』徳間書店より）

別な条件をつけてなされました。

九一年の報告では、年にオランダで約一三万人が死ぬうち、安楽死は二%の二三〇〇件、医師による自殺幇助は四〇〇件でした。また、オランダの医師の五〇%以上が安楽死を実行したことがあり、対象者の大半はがん患者でした。しかし、自分の実践を記録に残していた医師は六〇%に過ぎず、正直に証明書を書いたのはわずか二九%でした。

終末期の医療決定（MDEL・medical decision at the end of life）を伴ったケースは、約四万九〇〇〇件ありました。その九五%までは、生命維持装置の差し控えあるいは中止（尊厳死）か、死を早めうる薬物による苦痛軽減と症状緩和であり、両者は半数ずつの内訳でした。MDELの半数の約二万数千件では、患者の命を終えさせる可能性やその意図のある決定が、患者との相談なしに医師の独断でなされていました。そうした例で医師が患者の同意を求めようとしない理由の八〇%（約二万件）までが、患者のコミュニケーション能力の無さでした。これを裏から解釈すれば、残り二〇%（五〇〇〇件弱）では、判断能力のある患者にも相談しなかったことになります。

また、一〇三〇件では、患者の要求がまったくなかったのに、医師が積極的に死をもちかけたり急がせたことを、医師自身が認めています。そのうちの約三〇％の理由は「痛みを効果的に治療できないから」で、残り七〇％は「生命の質が低い」とか「治療はすべてやめたのに患者が死ななかったから」などさまざまでした。死なせてほしいと患者が要求していないのに患者の生命を終えさせたと述べた医師は二七％、そうしようと思ったことがある医師は三二％もいました。

右に挙げた数字は、アメリカの自殺研究の第一人者といわれるハーバート・ヘンディンの『操られる死』（大沼安史・小笠原信之共訳、時事通信社）に主に依拠したものです。他の資料では、安楽死の実数を二万五〇〇〇件と見積もるものもあります。オランダで反対運動をし、後に渡米したリカルト・フェニグセン博士は、安楽死の定義を「患者の要請の如何に関わらず、医師の手によって死なされたケース」と拡大すれば、九〇年の安楽死の実数は二万五〇〇〇件、うち約一万四七〇〇件は「本意でない安楽死」（involuntary euthanasia）である、と見ています（"ALL About Issues" Winter 1991、インターネット・ウェブ "League for Life" in Manitobaより）。

第二回、第三回調査の内容は、ざっと次のようなものです。九六年は安楽死が三二〇〇件（総死者数の二・四％）、自殺幇助が四〇〇件（同〇・三％）で、二〇〇三年は安楽死が三五〇〇件（同二・五％）、自殺幇助が三〇〇件（同〇・二％）でした。

ハーバート・ヘンディン

医学博士。アメリカ自殺予防財団の医療責任者を務めるほか、ニューヨーク医科大学精神医学の教授を務める。

『操られる死』（ハーバート・ヘンディン著、大沼安史・小笠原信之共訳、時事通信社）

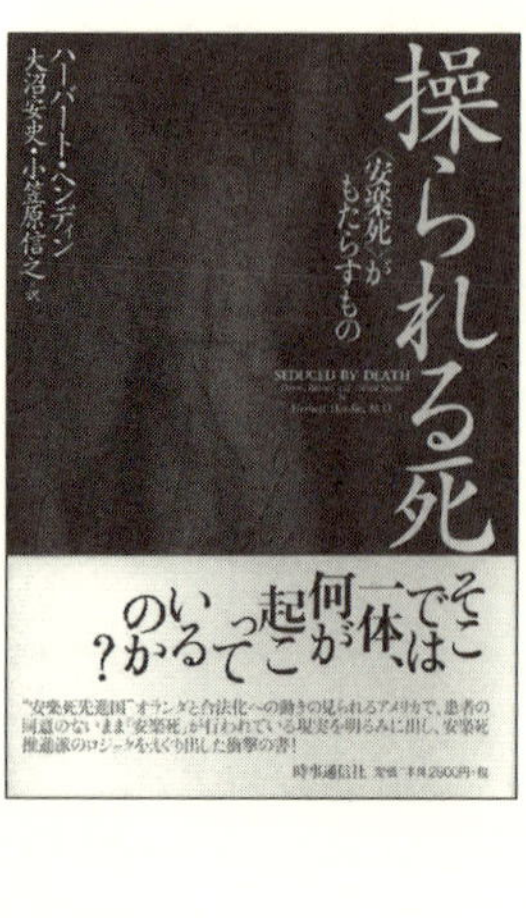

〇三年の報告は〇一年の調査にもとづくので、〇二年四月施行の安楽死法の影響はありませんが、第二回と第三回の間では安楽死がかなり増える一方、自殺幇助が減っています。また、九一年報告で一〇三〇件あった、患者の要求がないのに医師がもちかけて死なせたケースは、九六年、〇三年ともに九〇〇件でした。

しかも、九一年報告では、安楽死を実施した医師がガイドラインに従って当局に報告したのはわずか一八％でした。その後、手続きの簡素化がされた結果、九六年報告では四一％に増えました。〇三年ではそれがどんな数字になったかは不明ですが、はたして法律施行後はほぼ一〇〇％にまで高まっているのでしょうか。ともかく、改善されてなお、九六年報告で安楽死実行医師の約六割が当局に未報告だったというのは、心配な数字です。また、患者の要求がないのに医師がもちかけて死なせた例が、相変わらず九〇〇件もあるのは無視できません。いずれも明らかなガイドライン違反です。

こうしたオランダの実態を通して「滑りやすい坂」を認めるか否かは、論者の立場によって大きく異なっています。やはり、安楽死推進派は否定しますし、反対派はこれぞ良い証拠と考えます。

たとえば推進派のオランダ安楽死協会（ＮＶＶＥ）は、第三回（〇三年）の調査報

『操られる死』の中で出てくる調査内容

年	安楽死	自殺幇助	医師からもちかけて死なせたケース
1991	2300（2.0%）	400（0.3%）	1030
1996	3200（2.4%）	400（0.3%）	900
2003	3500（2.5%）	300（0.2%）	900

告をもとに、インタネットのホームページで楽観論を展開しています。安楽死対象者の七七％までが末期がん患者で、五〇％以上が八〇歳以上、子供はわずか五件だったことなどを挙げ、「調査者らは『滑りやすい坂』論の根拠はまったくないと見ている。なぜなら、安楽死と医師の自殺幇助の合計数は増えなかったし、以前より医師が安易に行動しているという兆候《ちょうこう》もない。弱者の安楽死が増えたこともないし、むしろ公的なコントロールは強まっているからだ」と、楽観的な見方をしています。

アラバマ大学のグレゴリーE・ペンスも、ガイドライン違反は認めながらも、次のように「滑りやすい坂」を否定します。

「にもかかわらず、このような違反が決定的で誰も止められない推進力となり、滑りやすい坂が現実に発生していると考えるのは正しくないだろう。これらの違反はガイドライン遵守《じゅんしゅ》が不可能になってしまった状況で発生した例外と見るべきと思われる。すでに述べたように、このような形で死亡した患者のほぼ九九パーセントは、がん患者あるいは末期のエイズ患者であった。

さらに、すでに述べたように、これらの患者に安楽死を施したのは、患者を何年も治療してきた患者のことをよく知っている家庭医だった。そのため、患

オランダ安楽死協会（ＮＶＶＥ）
会員数は約六万六〇〇〇人。予算のすべてを会員と個人の寄付でまかなっており、年間一〇〇万ギルダー（日本円で約五七〇〇万円）以上に上る。患者の自律性を強調し、可能ならば積極的安楽死よりも自殺幇助を勧める傾向があるという。

者が安楽死の要請を繰り返しできる前に無意識状態になってしまったとしても、医師のほうは患者の希望をよく知っていた。それに加えて、オランダ人は今でも、アメリカ人の患者に比べて、はるかに強く医師を信頼している」（クレゴリー著、宮坂道夫・長岡成夫共訳『医療倫理1』みすず書房）

ガイドライン違反があっても、オランダでは昔からの家庭医制度が浸透《しんとう》しているおかげで、患者と医師の信頼関係が強固である。たとえ本人が意思表示できなくても、昏睡状態になる前の本人の希望は医師が十分に知っているはずだ。患者の要求がなかった安楽死にはそうしたケースが多いはずだ——と推測しているのです。あまりに好意的かつ楽観的な推測に思えます。仮に、そうした信頼関係があるなら、なおさらガイドラインを厳格に運用すべきですし、それがしやすい環境にあったとさえ言えるはずです。

一方、こうした実態をイギリスの『ザ・タイムズ』紙は、「オランダでは本意でない安楽死がコントロールの外」と題する記事（九九年二月一六日）で批判しています。その中で「患者の要請があるのと無いのと両方の安楽死で、かなりのケースが報告されず、チェックを受けなくなっている」という研究者の声や、医師に介助されて死にたくないという宣言書をいつも携行《けいこう》しているナーシングホームの患者例などを紹介しています。

先のハーバート・ヘンディンは著書の中で、「オランダは滑りやすい坂道を急速に駆け下りている」と警告しています。すなわち、末期患者のための例外的なケースに対処するためのものだった安楽死が、重篤《じゅうとく》患者や末期患者を扱う容認された方法になり、さらに慢性病患者へ対象を広げ、身体的な病気から精神的苦悩ゆえの安楽死へ、そして自発的安楽死から自発的でない、あるいは本意でない安楽死へと、大変な勢いで対象を拡大しているというのです。

たしかに、オランダでは「不治の末期患者」や「肉体的苦痛」といった要件は消え、対象年齢も一二歳まで引き下げられています。また、レメリンク調査報告で見るとおり、かなりしっかりしたガイドラインが早くから作られはしたものの、肝心の報告がきちんとなされていない、患者に自分から死をもちかけることを問題と思わない医師も多い、昔ながらのパターナリズムから患者の意思を確かめずに死なせている例も多いなど、心配な要素がかなりたくさんあります。

私には、国民性の違いや取り組みのプロセスの違いなどを考慮してもなお、オランダは「滑りやすい坂」をだいぶ下ったのではないかと思えてなりません。

ナーシングホーム（nursing home）
医療と福祉が一体となった施設。特別養護老人ホームなど。（『デイリー新語辞典』三省堂より）

Q19 末期患者の人工延命装置を外すのも、安楽死の一種ですか？

植物状態や末期の患者は人工延命装置があるから生きていられる面がありますよね。その装置を医師が外す行為も安楽死に含まれるのですか？

ご質問のような行為が尊厳死（自然死）と呼ばれ、積極的安楽死や医師による自殺幇助とは異なり、今では一般社会や医療現場で容認されるようになってきたことは、Q2をはじめ随所で触れてきました。ここでは、尊厳死が安楽死行為とどんな点で異なるのか、その要件がどのようなものであり、どんな点に議論があるのかを紹介しようと思います。

植物状態やがん末期などの患者が、人工延命装置につながれて生命を長らえることができるようになったのは、医学の進歩があったればこそです。しかし、その医療の発達が良いことばかりには結びつかず、新たな問題を引き起こしました。過剰医療の問題です。もう助かる見込みがなくなっても、延命のための濃厚《のうこう》な治療が継続され、患者は最期まで機器類につながれたまま。最愛の家族は心ゆくお別れもできない。こんなことが珍しくなくなったのです。こうした末期医療の悲惨さは、ベストセラーになった山崎章郎《やまざきふみお》の『病院で死ぬこと』（主婦の友社）に生々しく、かつ象徴的に描かれています。

尊厳死は、末期医療の現状への鋭い批判なのです。治療を差し控えたり中止することが尊厳死（Death with Dignity）と呼ばれるのは、裏返せば、無駄な延命治療を続けることが尊厳を損なっていることを意味します。そうした治療から解き放たれ、自然の状態で安らかな死を迎えようというのです。ですから、患者本人に意識があるときには除痛措置《じょつうそち》をきちんと続け、さらに除痰《じょだん》、排尿排便、身体衛生の保持などの基本ケアも一貫して続け、何よりもその人らしさを失わないよう配慮することが大事になります。

安楽死と尊厳死は、さまざまな点で異なります。安楽死はなにより死そのものを意図します。そして医師の直接的行為（作為）によって、それを原因とする死を招きます。一方、尊厳死は死を意図するのでなく、尊厳のある死に方を目指すのです。医師は治療をしないという不作為によって、自然死を可能にする状況を作ります。死は元々の病気によってもたらせられます。こんなところが、大きな違いと言えるでしょう。

山崎章郎著『病院で死ぬこと』（主婦の友社）

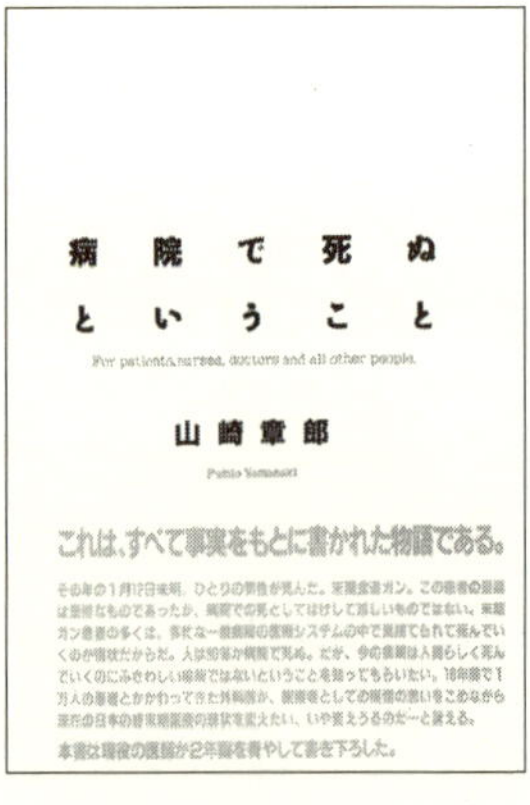

したがって、尊厳死は合法的な行為と言えます。米国の各州のような法制化を日本ではしておりませんが、医療現場ではかなり広く実践していると推測されます。法制化には議論があり、法制化すれば、要件が包括的《ほうかつてき》にならざるをえず濫用の危険を招くか、逆に要件を厳格化しすぎて柔軟《じゅうなん》な対応ができなくなる恐れが生じます。法制化するしないは、その社会の選択の問題と言えるでしょう。ただし、治療の「差し控え」はともかく「中止」は、つけていたチューブを外したり機械のスイッチを切ったりするという作為的行為を伴います。法律のお墨付きがない日本では、この点で心理的にためらう医師もいるようです。

また、「尊厳」とか「自然」といった言葉の意味するところは、論者によって、あるいは実際に尊厳死を望む患者や家族によって異なります。「その人らしさ」もそうです。いずれも、一連のプロセスを通じて達成させようとする目標や理念を表わしているのですから、違って当然かもしれません。たとえば、欧米人は、脳の働きを優位に考えるデカルト的思考が強いせいか、精神的活動や意識を司る大脳が働かなくなったら人格を喪失したと考えがちです。その時点で治療を中止するのが尊厳を保つと考えるのですが、日本人はここまで割り切れない人が多いことでしょう。

次は、尊厳死（治療の中止）の要件です。日本では事件化して裁判になった例は

大脳

脳の大部分を占め、大脳表面の皮質には約一四〇億個もの神経細胞が、内部の髄質《ずいしつ》には神経線維が集まっており、精神作用など高度のレベルの機能を司《つかさど》っている。ちなみに小脳は、体各部の筋運動の調節と平衡をコントロールしている。呼吸や心臓の拍動など生命維持の活動は小脳による。

ありません。それでも、現実には医療現場で患者本人、家族、医師らの判断で、治療の中止が少なからず行なわれているようです。公的な機関が発表した要件としては、日本学術会議「死と医療特別委員会」の報告書「尊厳死について」(九四年五月)と東海大学病院事件の横浜地裁判決(九五年三月)があります。似た内容ですので、後者を議論の土台に据え、前者を含めた他の資料で補足しながら話を進めます。後者の要件は次のようなものです。

① 患者が治癒不可能な病気に冒され、回復の見込みもなく死が避けられない末期状態にあること。

② 治療行為の中止を求める患者の意思表示が存在し、医療の中止を行なう時点で存在すること。

③ 治療行為の中止の対象となる措置は、薬物投与、化学療法、人工透析、人工呼吸器、輸血、栄養・水分補給など、疾病を治療するための治療措置及び対症療法である治療措置、さらには生命維持のための治療措置などすべてが対象となる。どのような措置をいつ中止するかは、死期の切迫の程度、当該措置の中止による死期への影響の程度等を考慮して決定される。

人工透析
腎不全の治療法の一。腎臓の機能を代行する装置を用い、血液を体外に導いて老廃物を除き必要な電解質などを補給して体内に戻す。薬物中毒や高度の浮腫などにも適用される。血液透析。(『大辞林』第二版、三省堂より)

内容を補足しておきます。

①では、「患者の自己決定権」と「医師の治療義務の限界」が治療中止を許す根拠であり、前者は「死ぬ権利を認めたものではなく、死の迎え方ないし死に至る過程についての選択権を認めたに過ぎず」と明らかにしています。「早すぎる安易な治療中止を認めることは、生命軽視の風潮をもたらす危険があるので」、①の状態になってはじめて治療の中止が許されると説明しています。

②では、患者の意思表示が存在しないときには、リビング・ウィルや家族の意思表示からの推定を認めています。その際には「疑わしきは生命の維持を利益にとの考えを優先させねばならず」と、安易な患者切り捨てにならないよう配慮しています。③は要件の内容すべてを出しておきましたので、特に補足はありません。

三つの要件はいずれも、「カレン・クインラン事件」「ナンシー・クルーザン事件」以降の欧米の実践や論議をふまえて打ち出されたものです。大筋では納得できる内容ですが、細部では議論もあります。

①については、日本学術会議の報告書でも「植物状態が直ちに末期状態を意味するものではないとされており、植物状態に陥ったというだけで延命治療を中止することは許されないと考える。それゆえ、植物状態の患者について尊厳死を問題と

するためには、医学的にも助かる見込みがない状態に陥っていることが必要となろう」と見ています。しかし、どの時点で治療を中止してよいかという「医師の治療義務の限界」を具体的にどう判断するかが明らかでなく、現場の判断、つまりは医師の裁量によりかかる面が大きそうです。同報告書では「一定の条件のもとに繰返された診断は妥当性がある」「専門的な知識を有する医師を含む複数の医師による一致した診断を条件とする」「延命治療の中止は、医学的判断に基づく措置として担当医がこれを行うべきであって、近親者等がこれを行うことを認めるべきでない」とは明らかにしていますが、何をもって治療を打ち切る具体的基準とするかははっきりしません。②では、家族の意思からの推定に楽観的すぎる点を、Q16で指摘しておきました。

また、①と②の要件を、多くの植物状態の人は満たしません。人工延命装置をつけていれば何年も生きる植物状態の人がいます。こうした例は死期が切迫しているとは言えず①から外れます。植物状態は大脳機能を損傷しているので、意識がありません。意思表示もできないので、②も満たしません。ただし、②ではリビング・ウィルや家族の意思からの推定も認めているので、結局、植物状態の患者はかなり制限的に治療の中止が認められることになります。

医師の治療義務の限界

医師には患者を治療する義務があるが、それは無際限のものではない。法的にも倫理的にも不可能なことを強いることはできず、無駄な延命治療もその義務を超えていると見られている。

たとえば、人工呼吸器を外してから九年も生きたカレンは末期で死期が切迫していたとは言えず、この要件を厳格に適用すれば装置を外せなくなります。もともと人工呼吸器をつけていなかったナンシーは、唯一の生命源だった栄養・水分の補給を中止してほどなく亡くなりましたが、この事例でも疑問が生じます。もちろん、日米間あるいは米国内でも州による差はありますが、植物状態の患者に対する治療停止は現実の運用にかなりの幅がありそうです。

そこで、問題は③です。カレンは栄養・水分補給を続け、ナンシーは断ちました。③では、中止措置を「すべてが対象」と言い切っています。日本学術会議の報告書でも「生命の基本となる栄養補給は自然の死を迎えさせる基本的な条件であるが、鼻孔《びこう》カテーテル及び静脈注射等による栄養補給は、その方法が人為的である点にかんがみれば、病状等を考慮して、中止してもよい場合があると思われる」と是認し、今は米国やカナダでも栄養・水分を中止対象にしています。しかし、反対論も根強いのです。

この問題は、これまで「通常の措置」と「特別の措置」という区分で論じられてきました。この区分はローマ・カトリックの倫理学による概念で、戦後の一九五七年、ローマ法王ピオ一二世が麻酔医たちの質問に答えた講話がもとになっていま

カテーテル（オランダ語 katheter）

体腔または胃・腸・膀胱などにたまった液体の排出や、薬品などの注入に用いる管（『大辞林』第二版、三省堂より）。鼻孔カテーテルは管を鼻から通す。

ローマ・カトリック

キリスト教最大の教派。使徒ペテロの後継者としてのローマ教皇の権威、洗礼・聖体などの七秘跡や、聖母・聖人などに対する崇敬を重んじる。一〇五四年、東方教会と分離。一六世紀以降、対抗宗教改革により、その伝統主義・反プロテスタント的立場が明確にされたが、今日では対立は緩和されている。（同）

す。それは、生命を維持するために義務づけられる手段はあくまで「通常の手段」であり、「通常の手段」とは自分と他者に不当な出費、苦痛、その他の不便をかけないものであるといった趣旨です。カトリックでは自殺や安楽死を厳しく批判して生の尊重を説いてきましたが、通常を超え、負担の大きな特別な手段を使ってまで生きる義務はないと明らかにしたのです。

これを具体的に考えれば、栄養や水分の補給は通常措置であり、人工呼吸器や透析、輸血などは特別措置に当たります。そして、特別措置は個人の選択の問題であり拒否できるが、通常措置は拒否できないと考えるのです。しかし、両者の差は流動的であり、医学の発達次第で変わりうるということで、今では論拠として弱く、欧米の実際の裁判でも両者の区別をつけなくなっています。

では、他の反対論は何をもって否としているのでしょう。栄養・水分の補給を停止すれば、ほどなく「餓死」することは間違いありません。もし、健常な人を餓死させたら殺人となりますが、①②の要件をクリアしていれば問題ありません。となると残される問題は、栄養・水分の補給中止が本人の望む「尊厳死」になるのかどうかという点です。医師の立場から星野一正は、栄養補給と水分補給を分け、患者のQOLを考慮した次のような主張をしています。

QOL
↓Q10脚注。

すなわち、栄養補給をしても消化吸収されて活用される見込みがないほど患者が弱っている場合には、「栄養補給そのものが患者の生命維持に重要な働きをしておらず、栄養補給の処置が患者に与える負担や不快さがむしろQOLを低下させていると判断される場合が多いが、そのような場合には、医師の裁量により栄養補給の停止をしたほうが患者のためといえよう」。

この見解を裏づけるような報告もあります。米国の例です。

「脱水や飢餓はいずれも、意識の薄らいだ、死の間際の患者にとっては苦痛でないのかもしれない、ということである。実際に、老人医療やホスピスに関わっている医師の臨床での観察では、栄養補給を受けていない死の間際にいる患者のほうが、それを受けている患者よりも快適そうに見えるという。

一九八三年に、政府のある重要な委員会（注・医療倫理に関する大統領委員会の一つ）が、食欲の喪失は『末期の病気では、最後の状態に近づいたときに、ほとんど普通に見られる現象』であるとして、『死の間際の患者が、経鼻栄養や静脈栄養を施されるのは、ごく少数の症例に限るべきである』と結論づけている」（グレゴリー・E・ペンス著・宮坂道夫他訳『医療倫理1』　みすず書房）

ただし星野は、その場合も水分の補給は続けるべきだといいます。

「水分の補給は、別である。水分の補給の停止は脱水症状を起こし、口渇はもちろん、唇、口腔粘膜《こうくうねんまく》、舌の表面などの乾燥やひび割れや出血などを起こし、鼻腔粘膜や角膜、結膜の乾燥、さらに皮膚のかゆみ、乾燥、ひび割れ等を起こし、全身的には発熱、頭痛を起こすようになり、患者のＱＯＬを明らかに低下させる」

その上で星野は、それでも患者が望むなら栄養も水分も補給しなくてよいと言います。

「患者の意識がしっかりしている間に、患者が自分の意思で、上記のような死を迎える状態を想定して、栄養と水分の停止を希望された場合には、医師は『あなたの要請を実施すると、患者のあなたはかえって苦しみ辛い思いをして自分自身のＱＯＬを明らかに低下させることになりますよ』と十分に説明して、それでもよいという覚悟で希望するのかどうかを確かめてあげる必要があると

思われる」（いずれも「時の法令」九四年一二月三〇日）

体が弱ると栄養の補給はＱＯＬを低めるが、水分は逆に補給を停止することがＱＯＬを低める。それでも、患者がそのことを承知で望むなら、水分の停止も受け入れるべきだという主張です。でもＱＯＬを考えたら、水分の停止までは患者自身が望まないだろうという含みも、この主張にはありそうです。

つまりは、患者意思の尊重を基本としながら、患者のＱＯＬを最大限に考えようとする論です。栄養・水分の補給が終末期患者のＱＯＬにどう関わるのかを、科学的にきちんと把握して論議しようというのです。この基本的な姿勢に私は賛成です。尊厳死というのは、まさに患者本人にとって最善の死の迎え方を考えるのが本筋なのですから、それは信念や思い込みだけでなく、「科学的事実」を抜きには論じられないと思います。

であれば、この点についてのより深い確かな知見がほしいものです。現状はこの点についてもさまざまな論が散見されるので、医療の専門家によるさらなる解明が望まれます。宗教や文化、あるいは個人の信念に基づく選択は、こうした知見の上に乗せられてしかるべきものだと考えます。

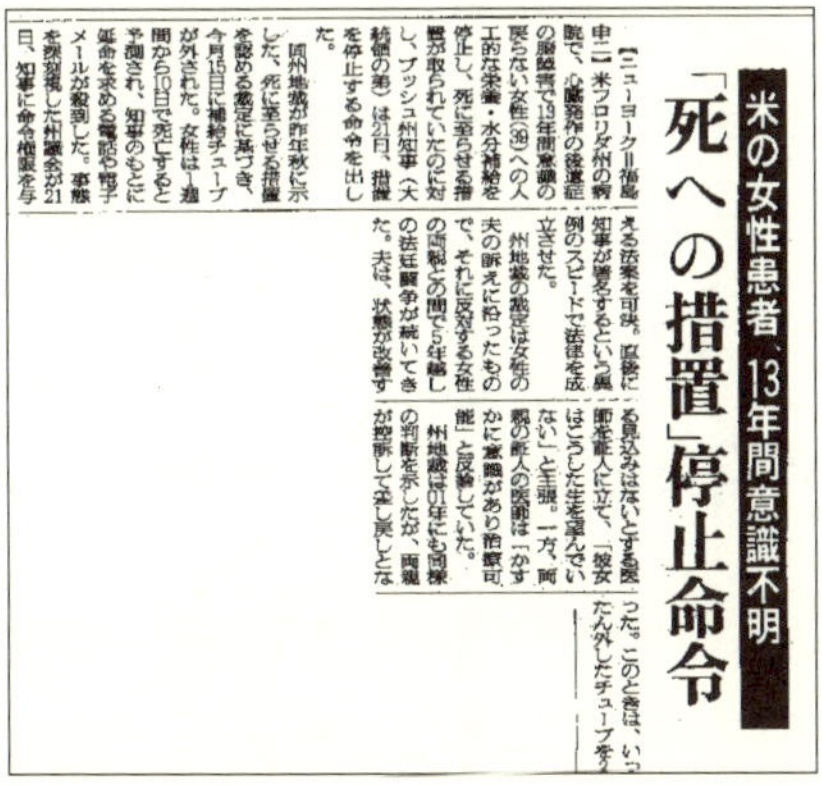
米の女性患者、13年間意識不明

「死への措置」停止命令

【ニューヨーク＝福島申二】米フロリダ州の病院で、心臓発作の後遺症の脳障害で13年間意識の戻らない女性(39)への人工的な栄養・水分補給を停止し、死に至らせる措置が取られていたのに対し、ブッシュ州知事（大統領の弟）は21日、措置を停止する命令を出した。

同州地裁が昨年秋に示した、死に至らせる措置を認める裁定に基づき、今月15日に補給チューブが外された。女性は1週間から10日で死亡すると予測され、知事のもとに延命を求める電話や電子メールが殺到した。事態を深刻視した州議会が21日、知事に命令権限を与える法案を可決。直後に知事が署名するという異例のスピードで法律を成立させた。

州地裁の裁定は女性の夫の訴えに沿ったもので、それに反対する女性の両親との間で5年越しの法廷闘争が続いてきた。夫は、状態が改善する見込みはないとする医師を証人に立て、「彼女はこうした生を望んでいない」と主張。一方、両親の証人の医師は「かすかに意識があり治療可能」と反論していた。

州地裁は01年にも同様の判断を示したが、両親が控訴して差し戻しとなった。このときは、いったん外したチューブを

米・フロリダ州地裁では人工的な栄養・水分補給の停止を認めたが、同州知事はその措置の停止を命じた。（『朝日新聞』二〇〇三年一〇月二二日付）

Q20 〝もう一つの安楽死〟・セデーションとは何ですか？

がん末期患者に鎮静剤を打って意識レベルを下げるセデーションという措置があるそうですが、これもやりようによっては安楽死になりませんか？

セデーション（sedation）とは、除痛のためのあらゆる緩和治療を行なっても苦痛がとれないときに、鎮静剤などを用いて患者の意識レベルを低下させて苦痛を感じなくさせることとです。患者の症状をコントロールする治療行為の一つとされ、一時的（temporary）セデーションと、末期患者の最終的（permanent）セデーションがあります。

用い方によって問題をはらむのは後者で、セデーションで苦痛を感じなくなると同時に患者は眠った状態になり、「人格的な死」をもたらして実質的な「お別れ」になることもあります。これが安易に用いられると社会の表面に出ないところで〝もう一つの安楽死〟が横行することになります。

セデーションは、一九六七年に、シシリー・ソンダース博士が近代的ホスピス

一時的セデーション

患者の睡眠確保や苦痛からの一時的退避を目的になされるセデーション。患者のストレスをとってセデーションから覚醒した後のＱＯＬの改善を図る。

の先がけであるセント・クリストファー・ホスピスをロンドンに創立して以来、世界各国のホスピスで広く用いられています。日本での実施率は、淀川キリスト教病院六八％、聖隷三方原《せいれいみかたがはら》病院四八％、国立がんセンター東病院四〇％という数字が出ています（九九年六月、第四回日本緩和医療学会・第一二回日本サイコオンコロジー学会合同大会・志真泰夫）。ここ七、八年、関連する学会でもテーマとしてよく取り上げられるようになり、実態や問題点が明らかにされてきています。

まず問題なのは、セデーションの定義や要件が研究者らによってかなり異なることです。医学の専門雑誌『ターミナルケア』（三輪書店）は九六年七月発行の六巻四号で特集を組み、専門家が数編の論文を寄稿しています。それを星野一正が批判的に検討し、話題を呼びました。その中の主なものをピックアップします。最初に論文の内容、続けて星野の批判を並べます。

T論文・セデーションの定義

「死亡前に緩和困難なる苦痛から末期癌患者を解放するために、患者の意識レベルを意図的に最後まで持続的に低下させること」

星野の見解

淀川キリスト教病院・聖隷三方原病院

九〇年四月から国が承認した緩和ケア病棟は援助がなされるようになった。最初に承認を受けたのは、この二病院と国立松戸病院、救世軍清瀬病院の計四カ所だった。いずれも、日本のホスピス運動の先駆的役割を果たしてきた病院である。

「この定義中の『最後まで』とは『持続的に低下し続けて最後に至る』という意味なのであろうか。とすれば『投与後意識が朦朧《もうろう》となり、さらに意識レベルを持続的に低下させ続けて二度と意識が戻らない』ことになるのでないであろうか。この場合の患者の生命の終焉《しゅうえん》は、寿命がきて死んだとは言えないと思われる。医師の行為の結果生じた死であることは否定できないであろう。しかも、医師が意図的に行なうとすれば、これは積極的な安楽死である。本人の明示な自発的な要請に基づくのでなければ、自発的安楽死にはならず、医師による殺人と判断される危険がある。とても間接的安楽死といえるものではない」

S論文・考え方と留意点

「積極的な緩和医療を駆使《くし》しても、この苦痛から患者を解放する方法がない時にセデーションを考える」

留意点　①医学的に正しい診断、②患者と家族の十分なコミュニケーション、③事前の十分な説明と納得、④家族が患者の死を受け入れることができていること

星野の見解

「最後の留意点『家族が患者の死を受け入れることができていること』を、な

ぜセデーションを行なう前の必要条件にしなければならないのかと首を傾げたくなる。……（中略）このようにして患者が死亡した場合に、もし医師が、患者が死んでしまうことがあるかもしれないけれども死ぬほどの用量の薬剤は投与していないから大丈夫と思っていた場合には間接的安楽死、患者の死亡を予期していたとすれば積極的な安楽死になる可能性を否定できないであろう。（いずれも「時の法令」九六年九月三〇日）

結局、心配なのは、場合によっては積極的安楽死と差がなくなる恐れがあることです。積極的安楽死とセデーションの最大の差、それは意図する目的の違いです。前者は死を意図し、後者は苦痛の除去・緩和を意図します。理論的にはかなりはっきりした区別がつきそうですが、星野の指摘のように、いざ実施する医師が「患者の意識レベルを意図的に最後まで持続的に低下させる」と考えたり、「家族が患者の死を受け入れることができていること」を要件とするのでは、実行者が患者の死を予見していると言わざるを得ず、積極的安楽死との境界線がぼけてきます。

この懸念《けねん》を裏づけるような事例が『朝日新聞』二〇〇一年九月二七日付朝刊「くらし」欄に載っています。ホスピスで実際にあった話です。

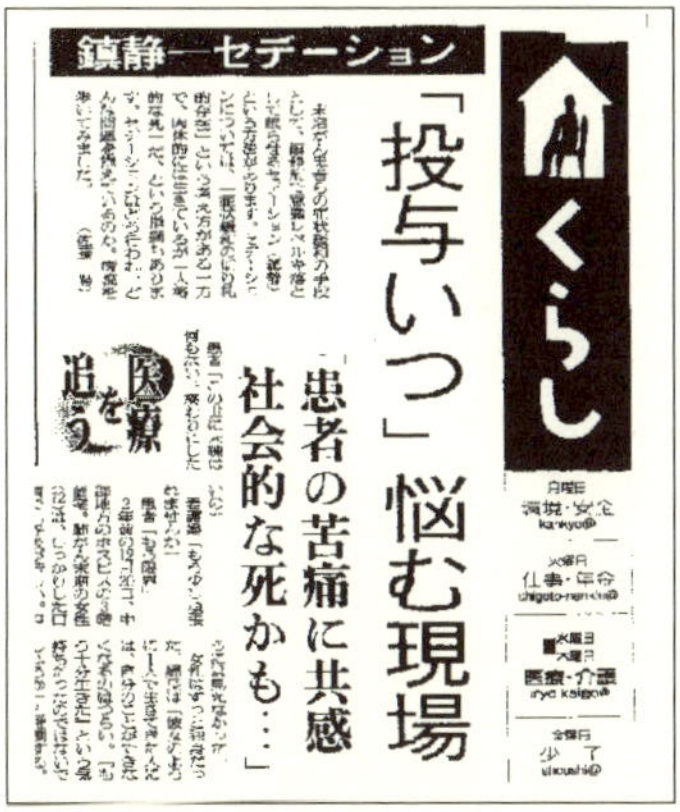

鎮静―セデーション
くらし
「投与いつ」悩む現場
「患者の苦痛に共感 社会的な死かも…」
医療を追う

セデーションの悩みを報じる『朝日新聞』（二〇〇一年九月二七日付）

患者「この世に未練は何もない。終わりにしたいの」
看護婦「もう少し頑張れませんか」
患者「もう限界」

2年前の12月20日、中部地方のホスピスの3階個室。肺がん末期の女性（72）は、しっかりした口調で「呼吸が苦しい。早く楽になりたい」と看護婦らに訴え続けた。

主治医は「少し早いかもしれない」と思いながらも、セデーションに踏み切る。女性は眠り続け、2日後、静かに息を引き取った。

……（中略）

主治医は今、こう打ち明ける。「彼女に寄り添えば寄り添うほど、『楽になりたい』という気持に共感するようになりました。セデーションは安楽死の手段ではありませんが、彼女の心の中には『社会的な死』という認識はあったように思います。正直に言って、一線を超えたのでは、という思いはあります」

「一線を超えた」と医師自身が認めるこのケースでは、患者本人も、医師、看護

社会的な死
がん末期の患者などは、肉体の死が訪れる前に「社会的な死」に直面することが多い。とりわけ、働き盛りで現役として社会的な活動をしている場合、入院・闘病による社会からの疎外感《そがいかん》も大きな苦しみの一つである。

師らも、はっきりと「死」を意識しています。そして、その「死」を意図して、セデーションを手段として使っているのです。本人の求めによる積極的安楽死と言わざるをえないでしょう。さらに、『朝日新聞』は同年一〇月二四日付朝刊の同欄で、北里大医学部麻酔科の的場元宏医師の「セデーションが患者本人の意思確認を抜きに行なわれるケースが少なくない」との指摘も紹介しています。これは次の数字でも裏づけられます。

緩和病棟《かんわびょうとう》をもつ東札幌病院では、セデーションを約四四％実施していますが、コミュニケーション可能な時期に本人とのインフォームド・コンセントが行なわれたのは四八％にとどまっています（石谷邦彦。九八年一〇月、第四回日本臨床死生学会・第一七回日本医学哲学・倫理学会合同大会）。これは非自発的安楽死と言えないでしょうか。まかり間違えば、強制的安楽死にもなりかねません。どうやら日本の医療現場でも、かなりの問題を抱えるケースが、医師と患者・家族らの「あうん」の呼吸で実行されていそうです。

用い方によっては終末期医療の「最後の頼み」にもなるし、〝もう一つの安楽死〟にもなりかねないわけです。セデーションは、鎮痛薬としてのモルヒネの大量投与などと異なり、死期を早めることはなく、場合によってはむしろ多少延ばすこともあるといいます。しかし、「人格的な死」という点では早まります。諸刃《もろは》の剣の側面をもっている処置ですから、その運用については、オープンな議論の積み重ねが必要です。

東札幌病院は、内部の臨床倫理委員会がつくった「セデーションに関する倫理的ガイドライン」を九七年九月に発表しています。その中で最終的セデーションの要件として、次の三つを挙げています。

① 患者が他の方途では緩和され得ない様々な苦痛にもはや耐えられない。
② セデーションをどれほど長くおこなっても、それから目覚めたならば現在の苦痛と同等以上の苦痛が再開し、かつそれにもはや患者は耐えられないであろう、と見込まれる。
③ 患者がセデーションを希望している（もしくは対応能力があれば希望するであろうと判断できる）。

この要件には、「担当医療チームの共通理解」「他者との人格的交流を犠牲にしても苦痛を除去するのが適切であることの見極め」などの確認と、「患者の対応能力があるうちの家族を含めた合意」「患者が進んで選んだことを家族が理解していること」「患者がし残したこと、会っておきたい人がないことの確認」などの留意事項も付則的に定められています。

①と②で苦痛に枠をはめています。③では本人の自発的要請にもとづくことを要件にしています。ただし、カッコ書きで推定も許しています。たぶん、現実には事前にじっくり話し合う暇もなく、セデーションを必要とする事態が出現してしまっているので、このようなカッコ書きが出てきたのでしょう。また、「し残したこと、会っておきたい人がないこと」などの付則には、やはり「これが最後」という意識がにじみ出ています。結局、かなり入念な配慮がなされてはいますが、まだまだ議論を深め、詰めていかなくてはならない点が多いと思えます。

Q21 各宗教の立場では安楽死をどう見ているのですか？

キリスト教圏の国で安楽死の法制化や論議が先行しているようですね。キリスト教、仏教、イスラム教などの各宗教は、安楽死をどう考えているのですか？

一言にキリスト教といってもカトリックとプロテスタントでは、考え方に大きな違いがあります。仏教でも宗派によってかなりの差があります。あるいは、個人によっても微妙な違いがあるはずです。また、いろいろな資料に当たってみましたが、宗教の立場から安楽死を正面から論じているものは多くありませんでした。とりわけイスラム教やユダヤ教についてはごく断片的な情報しか得られませんでしたので、ここではキリスト教と仏教に絞って概観します。

今、世界の安楽死問題はオランダ、ベルギーが法制化で先行し、アメリカ、イギリス、オーストラリアなどキリスト教圏の欧米諸国で活発な論議が展開されています。Q6で概観したように、現在の安楽死論議の流れはキリスト教の戒律とのせめぎあいの中で浮かび上がってきたものですから、キリスト教との関係抜きには論じられない面があります。まずはキリスト教から。

［キリスト教・カトリック］

初期キリスト教では死後の復活を信じており、自殺や安楽死を咎《とが》めてはいなかったようです。ところが中世になるとキリスト教の支配が強まり、自殺を厳しく非難するようになりました。生命は神が与えてくれた神聖なものであり、それをないがしろにする者は天国行きの「終油《しゅうゆ》の秘跡《ひせき》」の儀式を行なってもらえないという宗教的罰が加えられるようになりました。死が近づいたら、意識があるうちに神父に告白をしてこの儀式を授けてもらわないと、死ぬに死ねなかったのです。

この生命の神聖性はケヴィン・W・ワイルデスによれば、二つの理由から根拠づけられます。一つは、人の命は神から与えられた至聖《しせい》なるものである、ということによります。しかし、これはすべての生物の生命に共通するので、人間の命だけを特別視することになりません。その点を補完するのが、神は自らの似姿《にすがた》を人間に与えた、人間は神のイメージを背負って他の生物を支配する特別な立場にある、という考えです。（「生命の神聖性」、星野一正編著『死の尊厳』思文閣出版）

こうした神との関係ゆえに人間の生命は神聖で尊厳があるので、勝手に自分の

終油の秘跡

キリスト教カトリックの臨終の儀式。最期に際し、神父が信者の額に聖油を塗り、キリストの聖体を意味するワイン（血）とパン（肉）を与え、天国へ召されるよう祈る。

ケヴィン・W・ワイルデス

米国ジョージタウン大学哲学部助教授。生命倫理の哲学的基礎づけに関する論文で哲学博士号を取得。『The Journal of Medicine and Philosophy』などの編集にも携わる。

手で生命を終わらせてはいけない、ぎりぎりまで生き抜くのが大事という教えになったのです。ところが、医療の進歩で困った事態が起きました。植物状態で意識を失ったまま生き長らえる人が出てきたのです。意識がなければ、「終油の秘跡」を受けることができません。そこで、ローマ法王のピオ一二世が「通常の措置」と「特別の措置」との区分を持ち出し、機械的延命にこだわらなくてもよい見方を示したのでした。併せてもう一点、「死の発生が副作用としてもたらされる薬の投与の合法性」も説きました。これはダブル・エフェクトの原理です。

以上を整理すると、カトリックにおいては神から与えられた生命を自ら絶つ自殺や安楽死を禁止しますが、人工的延命措置を拒否する尊厳死と、苦痛除去の措置が副次的に死をもたらす「間接的安楽死」は認めています。

［キリスト教・プロテスタント］

ルネサンス・宗教改革を経てプロテスタントが登場すると、自殺や安楽死に対しても柔軟《じゅうなん》な見方がなされるようになりました。

世界の先頭を走るオランダでは、ローマ法王の権威に対する反発から生まれたカルビニズム（カルビン主義）の影響が色濃いと言われています。NVVE（オラン

ローマ法王庁

全世界のローマ・カトリック教会を統率する中央機関。バチカン市国にある。法王庁。ローマ聖庁。（『大辞林』第二版、三省堂より）

ダ安楽死協会）のウィリアムス・ルースは「オランダの人間はだれでもカルビニストです。プロテスタントもカルビニストなら、カトリックもカルビニスト。私のような無神論者でさえ、そうです」（ハーバート・ヘンディン『操られる死』時事通信社）と語っています。カトリックさえ、カルビンの影響を受けているというのです。そうした土壌で安楽死が世界に先駆けて国法レベルで合法化されたのは、象徴的なことかもしれません。

プロテスタントは「終油の秘跡」から解き放たれ、自由な発想が可能になったといえます。ただし、聖書を拠り所にするのは変わらず、安楽死については賛否両論があるようです。安楽死反対論者は法律よりも神の前に立って考えることを重んじ、賛成論者は慈悲こそキリスト教の根本と考えるようです。

イギリスに面白い世論調査の結果があります。一九七六年、英国安楽死協会がイギリス人文主義協会と共同で行なった「法律による速やかな平和の死」に関する全国世論調査で、宗派ごとの賛否を集計しているのです。全体では二一二五人の回答者のうち、強い支持三三％、ふつうの支持三六％で、つまり安楽死賛成票は計六九％でした。プロテスタント各宗派の支持率は次の通りです。

・チャーチ・オブ・イングランド　七二％

・メソディスト　七一％
・チャーチ・オブ・スコットランド　七七％
・プレステリアン　六一％
・バプティスト　五五％
・他のプロテスタント　五八％

前三者は全体の支持率を超えており、かなりの高率と言えます。ちなみに、カトリック五四％、ユダヤ教五〇％でした。イギリス国教のドナルト・コガン大司教はこの年暮れ、無駄な延命をやめ、尊厳死することを認める発言をしています（和田敏明「安楽死運動の歴史と各国の状況」、日本安楽死協会編『安楽死とは何か』三一書房）。

［仏教］

仏教も、「生命を尊べ、殺すな」というのが一番の戒律です。ただし、その生命は人間だけが特別なものではなく「生きとし生けるもの」すべて等質であるというのが基本的考えのようです。こう考えるのも「もののあわれみ」を知る慈悲心ゆえであり、つまりは生命尊重と慈悲とのバランスが問題になるといいます。第一の戒律を軽々しく犯すのはもってのほかですが、それを守るために慈悲に背《そむ》くのもよくない業をもたらすというのです。

先のケヴィンは仏教者の安楽死に対する態度を、「治療を控えるということの中に、自殺または死への願望の性格を見てとる人々は、積極的安楽死に反対します。しかし、慈悲に訴える場合は例外を許すわけです」と、整理しています。ケヴィンの論文は、九四年九月に東京で開かれた「日米バイオエシックス会議」の講演をまとめたもので、この会議では自由討論もなされました。その中に仏教の具体的見方に触れた部分があるので紹介します。

（人工延命装置につながれた患者の、水分・栄養分補給も止めるか否かという話題に関連して）

●藤井正雄　目の前にまさに死なんとしている人が、生物学的に命があるのかないのかという問題と、それを宗教的にどう考えるかということは、だいぶ違うと思うのです。浄土真宗《じようどしんしゆう》の場合は特に永遠の命というか、阿弥陀仏《あみだぶつ》に全てをお任せするといった宗教的な教義を持っている宗派です。その点で、いまのご意見に対して、徳永先生に、命の質という問題について少しご意見をいただけ

バイオエシックス（bioethics）
生命科学の進歩によって出生と死への人為的介入が可能になった結果生じた，新しい倫理的諸問題に対処する応用倫理学の一分野。一九七〇年頃英語圏で始められ，人工受精・妊娠中絶・脳死ならびに臓器移植などの問題について論じる。患者の自己決定権などをめぐる医療倫理とも関連。生命倫理。（同）

浄土真宗
鎌倉初期、法然の弟子の親鸞《しんらん》が創始した浄土教の一派。阿弥陀仏の力で救われる絶対他力を主張し、信心だけで往生できるとする。本願寺派・大谷派・高田派・仏光寺派・木辺派・興正派・出雲路派・山元派・誠照寺派・三門徒派の一〇派に分かれる。真宗。一向宗。門徒宗。（同）

ればありがたいのですが。

●徳永道雄　バイオエシックスでいう命の質と、浄土真宗でいう命の質というのは、全く違うように思うのです。命の質に優劣は一切ありませんし、もっと拡げまして、仏教の場合はあらゆる命の質は等質であるという立場です。人間の命のみならず、動物も植物も全て同じだけ尊いという考え方です。それから、一人の人生の間の命の質も優劣はありません。それは、与えられたものだからです。……（中略）与えられたものというレベルで考えると、みな等質で、全てが尊いということになります。

●木村利人　そうすると、仏教思想の立場から臨床の現場を少し分析してみると、そうとう無理だと思われても、徹底的に介入して水分、栄養の補給をやって、ともかく最後までやり抜くということのほうが、いわば正当であるということですね。

●徳永　私はそれについて充分な知識がありませんので、意見を差し控えているのです。ただ、現実を申しますと、大部分の仏教者といいますか、浄土真宗内部の人たちは、今先生のおっしゃったとおりの考え方です。

●藤井　徳永先生は、浄土真宗の僧籍《そうせき》をおもちですね。実は私も浄土宗で僧籍

浄土宗
平安末期、法然《ほうねん》が浄土三部教や浄土論に基づいて創始した浄土教の一派。阿弥陀仏の本願に頼り、もっぱら念仏を唱えて極楽《ごくらく》に往生することを教義とする。浄土専念宗。（同）

を持っているのです。そういう意味では、我々仏教では、生かされていくということであって、自分が生きているのではない、それは目に見えぬ大いなる力によって生かされているのだということが信仰の世界であるのですね。

（星野一正編著『死の尊厳』思文閣出版）

「大いなる力によって生かされている」のだから、生きられるところまで最善を尽くそうということでしょうか。その先の極限状況に至れば、「慈悲」との兼ね合いで考えるということになりそうです。

Q22 倫理学の立場では安楽死をどう考えているのでしょうか？

安楽死は人の命を他者の手で奪う行為ですから、倫理上最も重要なテーマの一つだと思われます。この課題に倫理学はどんな解答を与えてくれるのですか？

［バイオエシックスにおける四つの倫理原理］

私たちは常識的感覚で、生命は神聖である、だから尊重するべきだと思っています。米国の「ナンシー・クルーザン事件」では、交通事故で植物状態になったナンシーの栄養と水分の補給を中止するよう、両親が入院先のミズーリ州立病院に求めたの対し、訴えられたミズーリ州は生命の神聖性を守るために補給中止はできないと断りました。州の態度は伝統的な生命観に則ったものと言えます。しかし、先行する「カレン事件」でもそうでしたが、植物状態の娘に尊厳ある死を実現させるよう求めた両親側の訴えもまた、「生命の神聖性」を尊重しようとしていたのです。

ここに至って、「生命の神聖性」をめぐる解釈が真っ向から対立する事態が生じたのです。生命を神聖と考えるヒポクラテスの「誓い」の世界観、生命の尊厳を重視するローマ・カトリック教会の教義が、そのまますんなりとは受け入れがたい状況が、突きつけられたと言っていいでしょう。

こうした事態が生まれた背景には、医学のめざましい発達があります。輸血や人工栄養、人工呼吸器、人工心臓などの登場と普及で、それらが出現する以前なら亡くなっていたはずの命も取りとめ、延命させることが可能になりました。近代医学がとにかく一分一秒でも延命することを至上課題としてきたことによります。ところが皮肉なことに、その輝かしい成果が逆に新たな難しい課題を生み出しました。植物状態を典型とする、「生ける屍《しかばね》」的な生をもつくり出していったのです。

これは倫理学にとっても新たな課題となりました。安楽死や尊厳死は、「死」を志向する行為です。一方、近代医療をはじめ、私たちの近・現代社会は、ひたすら「生」のより長い存続と充実を求めてきました。従来の倫理学も焦点をここに定めてきました。ところが、新たな課題はベクトルが従来とは正反対なのです。ここで問われだしたのは、生命の尊厳をあくまで尊重するのか、その人がその人らしくあるための人格の尊厳を優先するのかという問題です。「生命体としての人間」と「人格あっての人間」が対立しているのです。

前者は人間存在を肉体的生命があってこそと考え、後者は人格あっての人間なのだから人格が損なわれた場合には生命を絶つことも許されることがあると考えます。つまりは、近代社会で普遍的に認められるようになった、個人の自律にもとづく自己決定権を、医療現場でも認めさせようとするのです。この主張は一九六〇年代初頭以降のアメリカで、バイオエシックス（医療倫理）として人権運動とともに強く打ち出されるようになりました。それまでの医療が、医師が独善的に裁量を押し付けるパターナリズム傾向が強かったことに対する、鋭い批判を伴っていました。「カレン事件」や「クルーザン事件」が起きる前に、こうした土壌が作られつつあったのです。この流れから生み出されてきたものが、インフォームド・コンセントやＱＯＬ（クオリティ・オブ・ライフ。生命・生活の質）といった患者側に重心を置く原理や考え方です。このバイオエシックスの本質を、星野一正は次のように説明しています。

「バイオエシックスは、人の生命に影響を及ぼすすべての事項を対象としている。従来不可能であった治療が可能になり、死ぬにまかせるより仕方なかった患者が治療によって社会復帰が可能になれば、人々の価値観、生命観も変わってくる。それにつれて倫理観も必然的に変わってくる。それゆえに、バイオエシックスは、『ヒポクラテスの誓い』に盛られている『不易の倫理』の土台の上に、時代とともに変わる価値観を反映した『流行の倫理』を重ねた『不易・流行の倫理』を学際的に研究する学問体系なのである」(『医療の倫理』岩波新書)

このようにして、従来の土台の上に新たな価値観も加味したバイオエシックスや医療倫理では、今、四つの基本原理が認められています。①自律、②善行、③無危害、④正義の四つです。

これは、アメリカ・バイオエシックス研究の中心であるケネディー研究所のビーチャムとチルドレスが提唱したもので、一九七二年に米国で黒人を対象にした梅毒の人体実験が発覚した「タスキギー事件」が関係しています。この事件の衝撃から、七四年に人体実験の被験者を守る「国家研究法」が作られ、同法にもとづく委員会が具体的な倫理原理と研究ガイドラインを「ベルモント・レポート」にまとめました。そのレポートをまとめた二人が、倫理原理をさらに探求して四つを明らかにしたのです。

これらの原理は、次元の異なるものを並べているので、場面によってはお互い

不易・流行

蕉風俳諧の理念の一。俳諧の特質は新しみにあり、その新しみを求めて変化を重ねていく「流行」性こそ「不易」の本質であるということ。(同)

タスキギー事件

米国連邦政府公衆衛生局が一九三四～七二年の長期にわたって、アラバマ州タスキギーで黒人男性約六〇〇人を対象にした梅毒の研究をしていたことが、七二年に報道され、大騒ぎとなって中止に追い込まれた。梅毒患者の治療や抗生物質の使用をまったく行なわず、病状の変化を追跡調査する「人体実験」だった。無料で食事を提供し、葬儀費用も政府が負担し、それと引き換えに死後の解剖をするというきわめて差別的な内容で、全米に衝撃が走った。

がぶつかり合うことがあります。しかも原理は大本《おおもと》を示すものですから、いざ具体的状況に適用しようとしても、原理だけから単純に正否を判断することが難しいことが多くあります。ですから、安楽死や尊厳死をめぐっても賛否両論が激しく対立したり、裁判で異なる判決が導かれもするのです。私たちが考えるときも、こうした難点をふまえた実践的・総合的判断が要請されることになります。以下、各原理の内容を見てみましょう。

①自律　バイオエシックスが従来のパターナリズム批判（↓Q10）に重点を置いて登場した経緯からも、当初はこの原理が他の原理よりも重視されました。自律とは、他者に強制や干渉されることなく、自分の人生や身体、行動について決める権利があることです。カントは、「人はお互いを目的自体として扱い、他の目的の手段として扱ってはいけない」とか、「人は理性的で自由な意思に従って行動するときのみ、自由だ」と自律の大切さを主張しました。つまり、他者の利益のためや理性以外の感情に突き動かされて行動するのは、自律的でないと批判したのです。また、「最大多数の最大の善を生む行為〈功利〉が正しい行為だ」と主張した功利主義者のジョン・スチュアート・ミルは、個人の身体と精神について当人が主権者で

カント
一七二四〜一八〇四年。ドイツの哲学者。自然科学的認識の確実さを求めて認識の本性と限界を記述する批判哲学を創始。これにより合理論と経験論とを総合するとともに「コペルニクス的転回」を果たす。また、実践的観点からの形而上学の復権を図り、ドイツ観念論に決定的刺激を与えた。主著『純粋理性批判』など。（『大辞林』第二版、三省堂より）

あることを強調し、他人の自由を侵さない限り自己の信条にもとづいて自由に行動してよく、それがまた全体の〈功利〉を最大にすると考えました。このように、カントの義務論的倫理、ミルの功利論的倫理のどちらにも合致することから、自律原理は基本的に重要な原理であることがわかります。

安楽死問題との関わりで考えると、自律原理は判断能力のある成人が尊厳死を望む際の、自己決定権の根拠になると考えられます。また、その判断が自律的になされる条件として、自分の病気に関する情報が十分に与えられている必要があるので、そこからインフォームド・コンセントの原理が導き出されます。他方、子供や精神障害者、痴呆患者などについては代行判断の問題が生じます。

②善行　他者に対して善い事をすることです。この原理は、ユダヤ教、キリスト教、イスラム教の、慈悲や同情心から他者を援助するという徳とも一致します。医師と患者の関係であれば、医師側の義務としてこれが要請されることになります。つまり、医師は自らの医療技術を患者の利益のために提供すべきなのです。しかし、これが行き過ぎれば従来のパターナリズムに陥る可能性もあり、①の自律原理ともぶつかります。安楽死問題で考えれば、治療や栄養分・水分の補給中止を求める患

ジョン・スチュアート・ミル
一八〇六〜一八七三年。イギリスの哲学者・経済学者。古典学派の経済学者ジェームズ・ミルの長男。ロマン主義の影響下、ベンサムの功利主義を修正して質的快楽主義を唱える一方、帰納法の論理を完成して社会科学に貢献。経済学については社会主義思想の高まりの中で改良主義の立場からリカード分配法則を中心に修正を施した。著『経済学原理』『自由論』『論理学大系』『女性の隷従』。（同）

者と、生命の神聖性を主張して患者の訴えを拒否する医師の対立も、その例と言えるでしょう。

③無危害 ヒポクラテスの「誓い」にもある原理です。医師が患者に危害を加えないことを要請します。能力・技術が無いのに治療をして却って症状を悪化させたり、腐敗した組織ぐるみで悪徳医療を続けるといった例が、危害に当たるでしょう。実は、治療行為も患者の体に危害を加える行為なのですが、治療の利益が危害を上回るから許されるのです。ですから治療行為では、危害を最小限にすることも要求されます。これは、医師と患者間の信頼を築く基礎になります。もし、麻酔をかけられている手術中に望みもしい危害を加えられたら、信頼はいっぺんにふっ飛びます。患者の意思に基づかない安楽死や尊厳死は、取り返しのつかない結果を伴うので、患者本人と家族はもちろん、社会にも大きな危害を加えるものです。

④正義 まず形式的には、同じ種類の人は同じように扱うことです。裕福とか貧乏に関わらず、同じ病気の同じような症状の人に対しては、同様な内容の治療をすることが要請されます。ところが、正義論にもいろいろあり、論者の立場次第で

ロールズの正義論

ハーバード大学の哲学者ジョン・ロールズのロールズ主義による正義論。これによると、仮説的な社会契約を結ぶ際に最も重要な制約は「無知のベール」と呼ばれ、「誰も自分の年齢、性、人種、健康状態、子供の数、収入、富などの個人的情報を知ってはならない。それらの特徴は偶然もっているものにすぎないから」と考える。望ましい社会制度の選択を無知のベールの下で行なう際は、「あたかも自分が社会の最下層のグループに属しているかのように考えるのが、唯一合理的な方法であ

現実への適用が変わることもあります。次のような指摘があります。

「正義論と言われるものには多くの説があるため、正義の原理と並べるだけでは、その内容は明らかになってこない。たとえば、ロールズの正議論では、医療は最下層の人々を優先すべきだとされる。しかし別の正義論では、単純な平等主義が主張されており、どの患者も平等に治療することが医療の正義となる。……（中略）第三の説として、自由尊重主義の正義論がある。これによれば支払い能力に応じて治療内容を変えることが許される。つまり、支払いのできない人には治療しなくてもよいとされる」（グレゴリー・E・ペンス著、宮坂道夫・長岡成夫共訳『医療倫理Ⅰ』みすず書房）

具体的場面でどの説を適用したらよいか迷うことでしょう。特に問題となるのは、限られた医療資源をどう配分するかという場面においてです。そこで、ペンスは最低限の線として、「もっともふつうの場合には、医師が患者を公平に扱い、性や人種、性行動や裕福さの要素を度外視《どがいし》するというのが、正義にかなった態度である。この最低限の意味で考えるとしても、医師に対して正義が要求する行動は相当

る」と主張する。そして、次に導かれるのが「格差原理」で、「平等を実現するような制度を実現すべきだが、格差をもたらすことにより最下層の人々の境遇が改善される場合には、格差を設ける制度を選択すべきである」という。（グレゴリー・E・ペンス『医療倫理1』みすず書房より）

自由尊重主義の正義論

自由尊重主義は、政府の役割を国防と非常に限られた公的事業に限定する。政府による強制的課税も批判され、特に、税金によって富者から貧者への富の再配分を行なう制度を強く批判している。医療制度では、健康な人間が病気の人間の医療費を負担する制度を批判し、健康な者同士でグループをつくるような民間医療保険制度を支持する。（同）

高度なレベルのものとなる」と見ています。

以上が四つの原理とその内容です。次に、ご質問の、安楽死について倫理学がどんな解答を与えてくれるのかを、考えてみることにします。

〔倫理学からみた安楽死〕

安楽死が考えられる事態は、第一にとにかく極限の状況にあるということです。患者本人に軽減できない耐え難い苦痛がある、植物状態が長引いて家族に精神的・肉体的・経済的に過度の負担をかけているなど、本人も周囲も冷静に対処できないところまで追い込まれていることです。その状況を打開するために、患者本人の命にピリオドを打つことも辞さないと考えるわけです。倫理的にはたしてそれが許されるのか、という問いと言えます。

「生命の尊厳」を主張する人は、命を絶対視し、どんな極限状況でも人為的に命を絶つ行為を否定します。たしかに私たちの社会は、生命の尊厳を最大限に尊重することを掲げていますが、それはそれが今の社会秩序と組織をつくる土台であり、それをおろそかにしたら土台から社会が崩れてしまうからです。ですから、それは倫理上要求される絶対不可侵の価値というわけではありません。宮川俊行は次のように生命価値の相対性を明らかにします。

「まず生命の価値は地上の諸価値の一つとして当然、絶対的ではありえない。それは一つの有限存在として有限な価値でしかない。第二にそれは独立して意味をもつ価値ではなく、あくまで人格との内的・本質的な結びつきにもとづき大きな価値を保有するものにすぎない。人格に従属し、人格からそのいっさいの価値を与えられるものである。身体は、たしかに人格にとって唯一のかけがえのない地上的条件ではあるが、条件でしかないものである」（『安楽死の論理と倫理』東京大学出版会）

そして、次のような判断を導き出します。

「価値は大きさに従って自己の尊重を要求する。従って人間の生命はその特別の尊厳に応じた特別の取り扱いを要求するとはいっても、このような事情から具体的には他のある価値のため正当に犠牲にされることもある。しかし『生命の尊厳』原則が厳存するかぎり、それはただ例外としてのみ認められうる。すなわち真の極限状況においてのみ、他の特別に重大な価値が生命に対して優先されることを、倫理は承認するのである」

生命の尊厳が現実には絶対的なものでないことは、私たちも知っているはずです。私は強く反対する立場ですが、日本には今も死刑制度があります。ブッシュ大統領はイラクへの侵略戦争を「正義」の名の下に始め、何万という人の命を奪いました。社会防衛や懲《こ》らしめ、報復、正義を理由に公的権力が堂々と人の生命を奪っているのです。こうした事実を徹底的に批判し続けないかぎり、「生命の尊厳」を絶対視する論を張れないのではないか、と私は思います。それはともかく、かつての「姨捨て山」も共同体の存続のために老人が自ら犠牲になっていったのです。

他方で、近代市民社会が「生命の尊厳」を最大限に尊重しようとしていることも事実です。理由は先ほど述べたとおりです。だから、個人の生命を奪ってもよいと認めるのを、最小限の例外的ケースに限定しているわけです。

安楽死に対する倫理学の見方も、私たちのこうした常識的見方に合致するものです。「命といえども相対的価値である。しかしふだんは最大限に尊重されるべきものだから、真の極限状況においてのみ例外として認められる」というのです。ここで問題になってくるのは、まず「真の極限状況」とは何かということです。次に、生命よりも優先されるべき「他のある価値」とは何かです。宮川は次のように整理します。

① 個々の生命は、世界と人間の有限性から他のある価値と二者択一的《にしやたくいってき》・矛盾的に競い合うことがあり、生命の放棄を黙認せざるをえないことも、事情しだいではありうる。これが極限状況であり、真の極限状況であるかどうかは良心が判断する。

② 人格の尊厳にふさわしい死に方、耐え難い苦痛からの解放、過度の重荷からの家族の解放などの実現が、生命の価値よりまさる重大な価値であれば、安楽死が倫理的に容認される。

③ 安楽死させられる本人の生命の質、実践者の行為、その生命との因果的関わり度合いの大小も考慮に入れ、行為の倫理的評価がなされる。不作為安楽死や間接的安楽死に比べ、積極的安楽死はその生命と対立矛盾関係に立つ価値がかなり優勢でなければならない。

さて、こうした条件を満たす具体的ケースがどれほどあるのか。「良心が判断する」となると、幅が広く、あいまいな要素も入り込みます。それはともかく、「真の極限状況下の例外」として認めるざるをえないケースが論理的、倫理的にありうることは納得できそうです。ただし、それが異例のことである以上、法制化にはなじまないのではないか、と私は思います。現実の追認にとどめるべきではないでしょうか。

Q23 安楽死について、世界の医師たちはどのような姿勢でいるのでしょう？

安楽死や尊厳死を実行するのは医師です。治療も含め、医師は重要な関わりをもっています。世界医師会などは安楽死問題にどんな姿勢なのですか？

世界各国の医師たちの最大組織・世界医師会（WMA）は、折に触れて患者の権利や安楽死、尊厳死に関わる問題に公的な宣言を出してきています。それは前項（Q22）で見た倫理学や各国の運動、論議、判例などをふまえて、折々の基本的指針を示すものとなっています。歴史的流れに従ってそれらを中心に概観し、世界の医療専門家たちが安楽死問題をどう捉え、その結果、どのような基本認識が私たちに共通する原理や原則として受け入れられるようになってきたのかを、理解しようと思います。

安楽死でも尊厳死でも、患者が自らの意思で選択することが重視されます。それには自分の病状について正確な情報が与えられていることが、大前提となります。このインフォームド・コンセントの原理は、第二次大戦でナチス・ドイツが行なっ

世界医師会（World Medical Association・WMA）

一九四七年に設立し、現在は七八カ国の医師会が加盟しているNGO組織。毎年秋に総会を開き、医の倫理や社会医学に関するテーマを協議している。日本は五一年に加盟し、米英独とともに常任理事国を務め、二〇〇〇年には日本医師会の坪井栄孝会長が第五二代世界医師会長に就任した。

た犯罪を裁いたニュールンベルク国際軍事裁判（一九四五年一一月～四六年一〇月）で提示された「ニュールンベルク綱領」がもとになって発展してきたものです。

ナチスは、第二次大戦中に強制収容所の囚人らを使って、マラリアに感染させる、毒ガスを肌に塗る、耐寒服を着せて氷水につける、高度二万メートルに匹敵する低気圧にさらすなどの人体実験を行ないました。本人の意思に基づかないのはもちろん、《いずれ始末する》人間を《有効利用》するという性質があったといいます（大阪市立大学・土屋貴志ホームページ）。ニュールンベルク綱領は、人体実験に対する倫理を厳しく求めた一〇項目から成り立っています。第一項は次のような内容です。

「研究対象となる人間の自発的承認が絶対に重要である。これはその人が承諾を与えるだけの法的能力をもっていなくてはならないこと、暴力、詐欺《さぎ》、虚偽《きょぎ》、強要、出し抜き、あるいはその他の形での圧迫、強制がなく、自由に選択できる条件下でなければならないし、理解した上でまちがいのない決定を下すだけの十分な知識と、当該問題の諸要素についての理解を被験者がもっていなくてはならないことを意味する。そのためには試験対象者が承諾を決意する前に、

人体実験
これらの人体実験の多くはドイツが戦争に役立てようとしたもので、超高度実験はドイツ空軍が新開発した戦闘機で操縦士が超高度の低気圧に耐えられるかを調べるものだったし、氷水の実験も空中戦でパラシュートで脱出したパイロットが北海の冷たい海水に落ちて低体温状態に陥った場合の蘇生法を調べるねらいがあった。

ニュールンベルク国際軍事裁判
第二次大戦の結果、国際軍事裁判所がニュールンベルク法廷でドイツの主要戦争犯罪人二二人に対して行なった裁判。一九四六年九月判決、有罪者一九名、うち一二名が絞首刑。（『広辞苑』第四版、岩波書店より）

研究の性格・期間・目的・方法・起こりうべき不快事・偶発事《ぐうはつじ》・その実験に参加したために起こるかも知れない健康や容姿への影響について知らされていなくてはならない。同意が正しいものであるかどうかを確かめる責任は、実験を開始、監督、あるいは実施する各個人に帰する。これは巧みに他人に押しつけることのできない〔研究者自身の〕個人的義務であり責任である」(水野肇『インフォームド・コンセント』中公新書)

この綱領は、欧米諸国の医師たちに強い衝撃と影響を与えました。数多くの医師が、ナチスの犯罪に参加していたからでもあります。世界医師会は四八年九月、スイスで開かれた第二回総会で「ジュネーブ宣言」を採択し、医師は「患者の健康を第一の関心事とする」「人命を最大限に尊重し続ける」「人間性の法理に反して医学知識を用いない」ことなどを、医師の責務とすることを明らかにしました。さらに翌四九年一〇月には、「医学倫理の国際綱領」が英国のロンドンで開かれた第三回総会で採択されました。これは「医師の一般義務」「病人に対する医師の義務」「意思相互の義務」から成り立っており、「医療行為における、人間の尊厳に対する共感と敬意」「患者の利益のために行動すること」「人命保護の責務」などを医師に求めています。

「ジュネーブ宣言」の精神は、六四年の「ヘルシンキ宣言」（第一八回総会で採択）にも受け継がれ、発展させられています。その後の東京総会（七五年）、ベニス総会（八三年）、香港総会（八九年）、南ア共和国・サマーセット総会（九六年）、英国・エジンバラ総会（二〇〇〇年）でそれぞれ修正を加えられ、今では医師倫理のバイブル的存在となっています。その内容は、「序言」「医学研究の基本原則」「メディカル・ケアと結びついた医学研究の追加的原則」から成り立ち、全部で三〇項目余りに上ります。

序言では、「人々の健康を増進させ守るのが、医師の義務である。医師の知識と良心はこのことのために捧げられる」と述べる一方、「医学の進歩は、対象に人を含む実験に終局的には一部を頼らざるをえない研究に、基礎を置くものである」と人体実験の必要性も正面から認めています。その上で、「人についての医学研究では、被験者の福利が科学と社会の利益よりも優先されるべきである」「人を対象に含む研究の第一の目的は、予防と診断と治療の方法、病気の原因と病理の理解を、それぞれ向上させることにある。最善と証明された予防・診断・治療の方法であっても、有効性・効率・利用し易さ・質に関する研究を通じて常に検証し直されなければならない」（拙訳）など、と人権意識に根ざした不断の努力を要求しています。

ここまでは人体実験のあり方に焦点があり、視点も研究者側にありましたが、このあと次第に視点が患者側に移り、「患者の権利」が重視されるようになります。それはまず、七三年にアメリカ病院協会の「患者の権利章典」として形を表わします。これには、七〇年代に米国が世界の流れをリードした人権運動、消費者運動の成果が取り込まれています。第一章の「患者は、思いやりのある〈人格〉を尊重したケアを受ける権利がある」から始まり、「患者は、自分の診断・治療・予後について完全な新しい情報を自分に十分理解できる言葉で伝えられる権利がある」「患者は、何かの処置や治療をはじめる前に、知らされた上の同意（informed consent）を与えるのに必要な情報を医者から受ける権利がある」（前出・水野書）など、いま一般に理解されているインフォームド・コンセントの骨格・内容がきちんと呈示されています。

八一年に第三四回WMA総会で採択された「リスボン宣言」（九五年のバリ島総会で修正）になると、尊厳死についても一章を割《さ》いています。第一〇章の「尊厳を得る権利」がそれで、「患者の尊厳と、プライバシーを守る権利は、文化や価値観が尊重されるのと同様に、医療と医学教育の場で常に尊重されるものである」「患者は、最新の医学知識で苦痛から解放される権利をもつ」「患者には、人間的な終末期ケアを受ける権利があり、できる限り尊厳をもって、かつ安楽に死を迎えるために、あらゆる可能な助力を与えられる権利がある」（拙訳）と、尊厳死を是認する方向をはっきりと打ち出しています。また、患者の自己決定権、意識のない患者や法的無能力者の代理人の問題にも触れています。

次の八三年開催の第三五回総会では、「終末期患者に関するベニス宣言」が出されています。「医師の責務は、疾病を治療することであり、可能な限り苦痛を緩和し、そして患者の利益を守るべく行動することである」と述べ、不治患者もこの例外ではないことを指摘します。そして、尊厳死の具体例である「治療の中止」について、「医師は、患者の同意（もし患者が自分自身で意思表示ができない場合には、身近な家族の同意）を得て、治療を中止したからといって、終末期患者の末期状態の苦痛を緩和するのに必要な薬物を患者に投与する義務から医師を解放するわけではない」（星野一正「時の法令」九九年九月三〇日）と、あえて注意を喚起しています。治療を中止しても苦痛除去を怠るな、というのです。

そして、八七年の第三九回総会（マドリッド）ではいよいよ安楽死について触れ、「安楽死に関する宣言」を採択しています。次のような内容です。

「患者の生命を故意に終わらせる行為である安楽死は、たとえ患者自身からの要請であっても、あるいは近親者からの要請であっても、非倫理的である。しかしこの見解は、医師が、末期の病状にあって自然なプロセスをたどって死を迎えたいという患者の願望を尊重することを妨げるものではない」（田村京子訳、資料集　生命倫理と法編集委員会編『資料集　生命倫理と法』太陽出版）

尊厳死（自然死）は認めるけど、積極的安楽死は「非倫理的」として認めない——との姿勢を明確に打ち出しています。この後、九二年、スペインのマルベラで開催の第四四回総会では、今度は「医師による自殺幇助に関する声明」を採択しています。

「医師による自殺幇助の実例が、最近世間に注目されている。これらの自殺例では、医師が発明した装置が使用されており、その医師が当事者にこの装置の使用法を教えている。それによって、当事者は自殺を図る幇助をしてもらった。別の例では、医師は当事者に投薬し、致死量についての情報を与えているので、当事者は自殺を図るための手段を提供されている。確かに、これらの当事者は重症患者であり、恐らく終末期患者でさえあり、激痛に打ちのめされていた。その上、これらの当事者には明らかに判断力があり、自分自身で自殺を決意していた。自殺を意図する患者は、しばしば末期疾患に伴う鬱病を呈している。医師による自殺幇助は、安楽死のように非倫理的であり、医学の専門家によって非難されなければならない。医師の幇助が意図的であり、当事者が自分自身の生命に終止符を打てるように故意にむけられているので、医師は非倫理的な行為をしていることになる。しかしながら、治療を辞退する権利は患者の基本的権利であり、たとえこのような要望をかなえた結果として患者が死亡しても、医師は非倫理的に行動したことにはならない」（星野一正「時の法令」同）

自殺幇助についても、安楽死と同じ基本姿勢で臨み、「非倫理的」と批判しています。暗にジャック・キボキアンの事件例などを念頭に置いていることがうかがえ、世界医師会がその時々の世界最新の動きにかなり敏感に目を光らせていることがわかります。尊厳死（治療の中止）については、「患者の基本的権利であり、……医師は非倫理的に行動したことにはならない」と是認姿勢をより明確に打ち出しています。

Q24 日本や各国の世論は安楽死・尊厳死をどう見ているのでしょうか？

新聞や調査機関で、この問題で世論調査をしているのでしょうか。何か結果が出ているものがあれば、紹介してくれますか？

日本では読売新聞社（九二年）、厚生省（九三・九八年）、毎日新聞社（九六年）がそれぞれ全国規模で一般国民を対象にした意識調査を実施しています。いずれも尊厳死を肯定する意見がかなり多く、認識が深まってきていることをうかがわせます。調査結果を個別に見てみましょう。

［読売新聞］（九二年六月二五日付夕刊掲載）

九二年五月二三、二四日に、全国の有権者三〇〇〇人を対象に個別訪問面接聴取法で実施。二二三三人が回答しました（回収率七一％）。

まずは関心度。回復不可能な植物状態などになったときに延命医療を拒否する尊厳死について、「大いに関心がある」「多少は関心がある」が合わせて七九％で、

尊厳死への関心（数字は％）

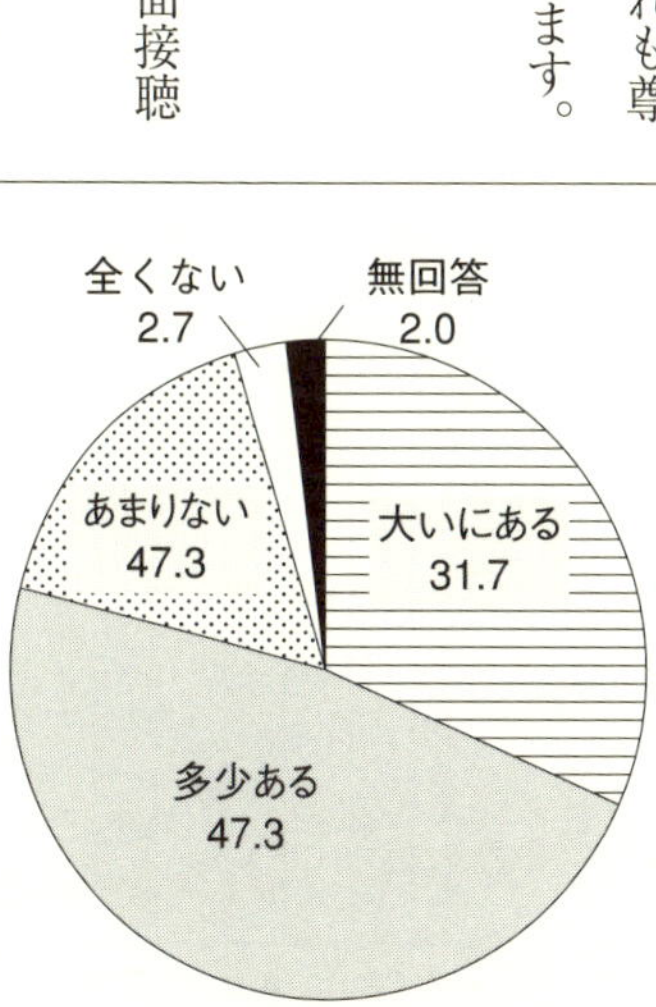

『読売新聞』一九九二年六月二五日付より

男女ともほぼ同じ率でした。年齢別ではトップが四〇歳代の八四%、以下三〇歳代七八%、六〇歳代七七%、二〇歳代七六%。職業別では、管理・専門職が八七%と高く、次いで事務・技術職八三%、商・工・サービス八二%などでした。

次は、尊厳死の考え方について。「『尊厳死』とは、回復の見込みがない末期患者に、ただ生命を延ばすための医療を続けるよりも、寿命のまま人間らしい死に方を願うという考え方です。あなたは、この『尊厳死』の考え方を認めますか、認めませんか」との質問に対しては、「認める」五四%、「どちらかといえば認める」三二%で、合わせて八六%が容認しました。ここでも、男女とも率はほぼ同じでした。「認めない」「どちらかといえば認めない」は合わせて九%しかなく、尊厳死がかなり広く受け入れられていることがわかります。

最後は、自分自身がその立場に立ったときの選択です。「仮に、あなたが末期医療を受けているとしたら、尊厳死を選びたいと思いますか」との問いに、「選びたい」は七四%で、「選びたくない」は一五%でした。「選びたい」と答えた人の男女別は、男七二%、女七五%でした。同じく年齢別では、五〇歳代七六%、四〇歳代七五%、七〇歳以上七四%の順でした。関心調査では若年層の関心も高かったのですが、自分のこととしての選択となると年齢層が上がっています。職業別では、管

安楽死への関心度(年齢別)

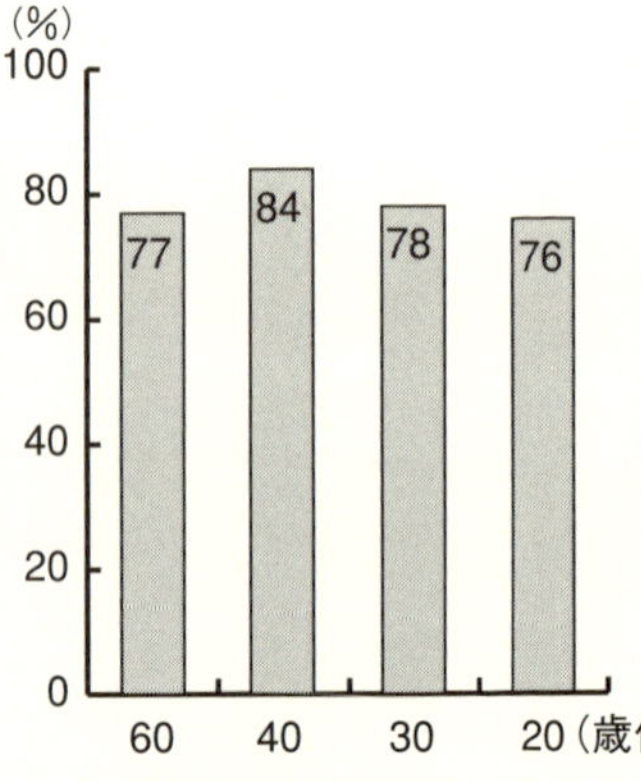

『読売新聞』同日付より作成

理・事務職が七九％、以下、商・工・サービス七七％、労務・サービス職と事務・技術職が各七四％でした。

［毎日新聞］（九六年一〇月二日付朝刊掲載）

九六年八月三〇日～九月一日の三日間、全国の二〇歳以上男女四二三六人を対象に、調査票を預けて記入してもらって後で回収する留め置き法で実施、回収率は六七％。内訳は男四七％、女五三％。アメリカンファミリー生命保険会社の協力で実施したそうです。

まず尊厳死について。「あなたは、万一、ご自身や家族が、死が間近に迫り、回復の望みがない状態になった場合、どんな治療を望みますか」との問いに、「命を延ばすだけの治療は打ち切る」六三％、「最後まで治療を求める」三四％と、六割強が尊厳死を望んでいました。その人たちに聞いた、延命治療打ち切りの条件は、「患者本人の口頭による意思表示と家族の意思表示、医者の判断」が三三％と最も多く、次いで「患者本人の文書による意思表示と家族の意思表示、医師の判断」二二％、「患者家族の意思表示と医師の判断」一八％、「患者本人の口頭による意思表示と医師の判断」一三％、「患者本人の文書による意思表示と医師の判断」七％、

死が間近に迫り回復の望みがない状態になった場合、どんな治療を望みますか？（数字は％）

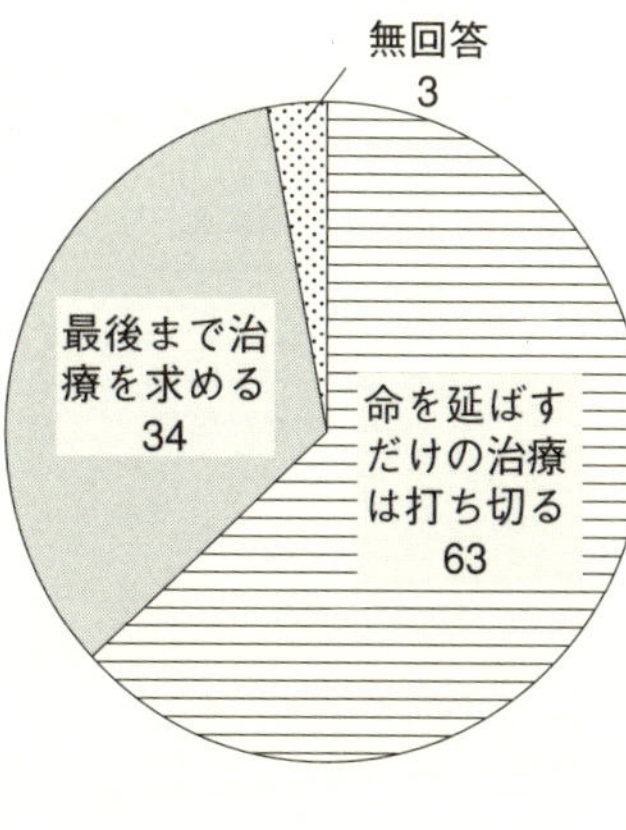

『毎日新聞』九六年一〇月二〇日付より作成

「医師の判断」五％の順でした。

「ご自身や家族」というように、自分自身の場合と家族の場合とをまとめて尋ねているのは、やや正確さを欠く設問と思えます。また、患者本人の意思表示を必要としない回答が一八％＋五％の計二三％もあったのは、やや気にかかるところです。

次は、安楽死です。最初に一般論として聞いています。「一般論としてうかがいます。患者が回復の見込みのない状態でひどく苦しみ、医師が苦痛を軽くすることが出来ない場合、薬物などを使って患者を『安楽死』させることは許されると思いますか」との質問に、「許される」六七％、「許されない」一九％でした。「許される」と答えた人が実施に際して必要と考える条件は、「患者本人の口頭による意思表示と家族の意思表示、医師の判断」三三％、「患者本人の文書による意思表示と家族の意思表示、医師の判断」二二％、「患者の家族の意思表示と医師の判断」一八％、「患者本人の口頭による意思表示と医師の判断」一二％、「患者本人の文書による意思表示と医師の判断」と「医師の判断」各六％でした。

日本の現行法では明らかに違法とされる安楽死を、「許される」と答えた人が七割近くもいたのは正直、私には驚きです。また、尊厳死の回答例と同様、患者本人

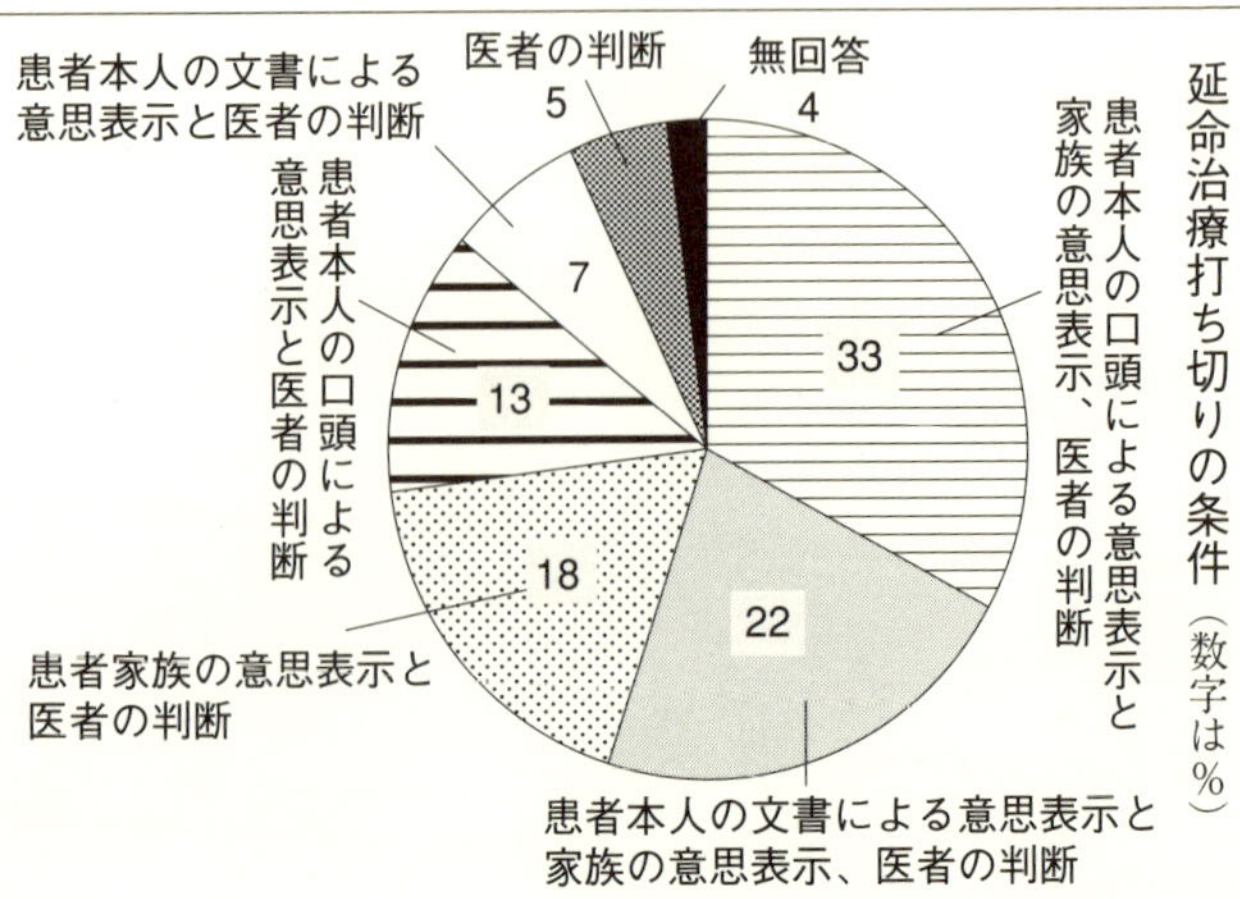

の意思表示を「口頭」で良いとする方が「文書」によるものよりも上位に来ています。また、ここでも患者本人の意思表示抜きでよいとする回答が一八％＋六％の計二四％もあります。尊厳死以上に、本人意思の確認が厳格であるべき安楽死について、どれほどの知識をもって回答しているのかと心配になる結果です。

今度は、安楽死について自分自身のこととして尋ねています。「万一、あなたご自身が回復の見込みがなく、耐え難い苦痛があり、医師が苦痛を軽くすることが出来なくなった場合、あなたはどうしてほしいですか」との質問に、「命を延ばす治療を打ち切るが、できるだけ苦痛を軽減してほしい」五六％、「薬などを使って死なせてほしい」二六％、「最後まで積極的に治療してほしい」一五％でした。家族が同じような状況の場合についての回答も、延命治療の拒否がトップで六〇％でしたが、次の順が入れ替わって、治療継続が二一％、安楽死が一五％でした。

一般論として安楽死について尋ねたら六七％が「許される」と答えておきながら、自分自身のこととなった場合に安楽死を選択する人は二六％、家族の場合には一五％まで減っています。非常に大きなギャップがあると言えます。苦しんでいる誰かのための措置としては許せるが、自分や家族は安楽死したくないという結果なのです。でも、これを大いなる矛盾としてそのまま理解してよいのか、私にはかな

安楽死は許されるか？（数字は％）

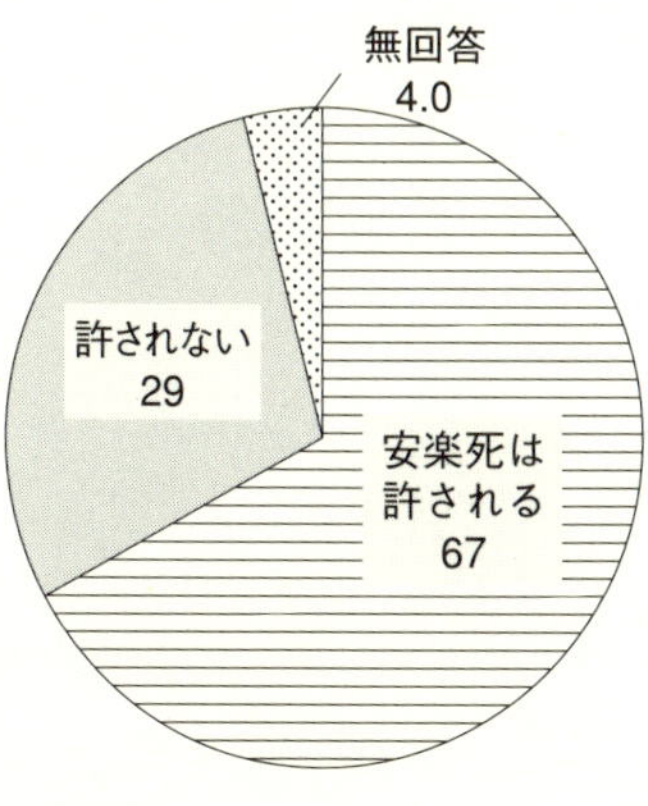

『毎日新聞』九六年一〇月二〇日付より作成

り疑問です。そこで、設問自体に問題があったのではないか、と推論しました。すると、疑問が二点出てきました。

一つは、一般論で安楽死の是非を尋ねた際には、回答肢はイエス（「許される」）かノー（「許されない」）しかない「イエス・オア・ノー」クエッションの形をとっていながら、自分自身や家族のこととして尋ねた際には質問文の前半は同じなのに、後半では安楽死の是非を問うのではなく、三つの具体的な方法のどれを選ぶのかという形に変えてしまっている点です。これでは、両者の対比がそもそもできません。つまり、一般論では安楽死自体を肯定するか否定するかを聞いているのに、自分自身と家族のことの場合は、安楽死は幾つかの選択肢の一つに過ぎなくなってしまっているのです。

もう一つは、質問では明らかに安楽死を迫られる状況を提示しておきながら、回答には「命を延ばす治療を打ち切るが、できるだけ苦痛を軽減してほしい」という尊厳死を滑り込ませていることです。しかし、質問の状況は「耐え難い苦痛があり、医師が苦痛を軽くすることが出来なくなった場合」なのです。苦痛を軽くすることができない、とあえて断っておきながら、「苦痛を軽減してほしい」という回答をさりげなく入れてあり、その結果、最多の人がそれを選んでしまったのです。

矛盾が出て当然です。尊厳死を選択するか否かという状況には、「耐え難い苦痛」は必要ありません。その点、最初の尊厳死の是非を問う設問では「死が間近に迫り、回復の望みがない状態になった場合」と注意深く「苦痛」を入れないようにしています。質問で設定した状況に合わない選択肢という点では、もう一つの「最後まで積極的に治療してほしい」というのもピンと来ないものです。「耐え難い苦痛」をどうするかについて関わりのない回答だからです。つまり選択肢となるべきは、除去できない苦痛ゆえに積極的安楽死を選ぶか、死期を早める危険を承知で苦痛除去に全力を注ぐか、セデーションによる意識の喪失もやむをえないとするか、死ぬまで耐えるかといった回答例ではないでしょうか。というわけで、残念ながら、安楽死については調査自体の価値があまり高いとは言えません。

［厚生省］（九八年六月二六日発表）

厚生省の「末期医療に関する意識調査等検討会」（座長・末舛恵一済生会中央病院長）が、二〇歳以上の国民五〇〇〇人、医師三一〇四人、看護師六〇五九人を対象に実施、国民二四二二人（回収率四八％）、医師一五七七人（同五一％）、看護師三三六一人（同五六％）の回答が得られました。同じ調査は九三年にも実施されており、今

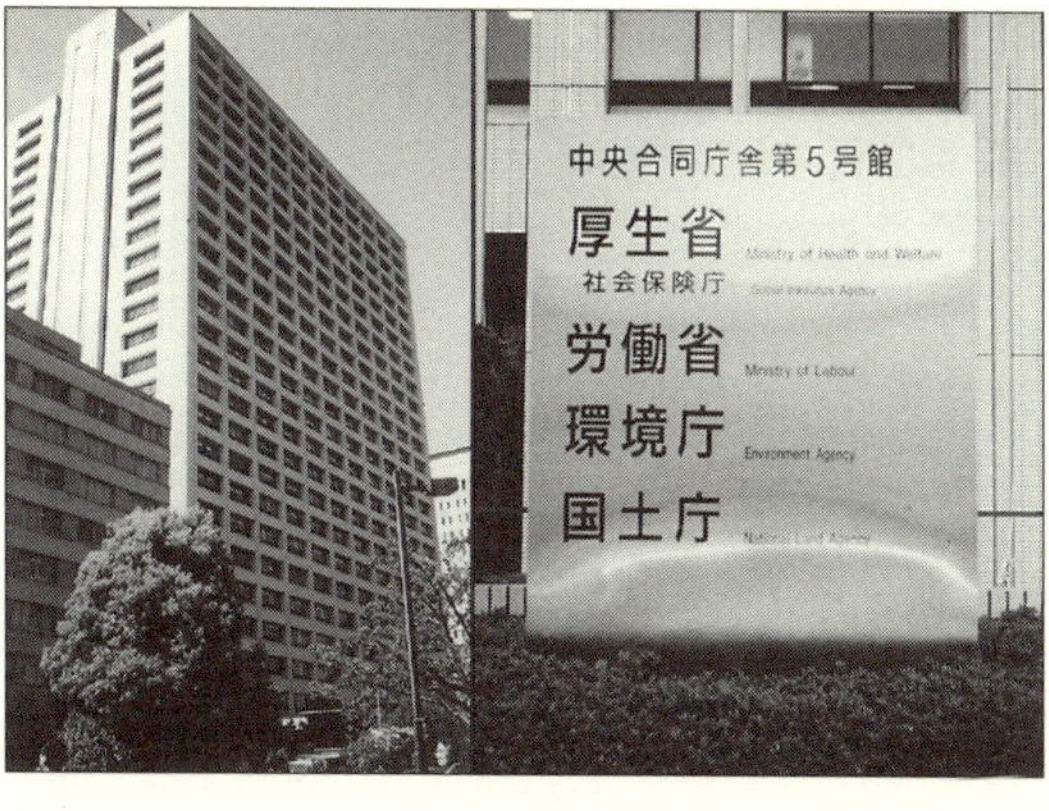

旧厚生省庁舎

回調査でも内容的によく似た結果が出ました。この五年間に末期医療に関する意識がほとんど変化しなかった、と言えます。

調査結果によると、安楽死や尊厳死・リビング・ウィルなどに関心を持っている国民は八一%、医師九四%、看護師九六%に上りました。一般国民の関心が高い以上に医療関係者の関心の高さが見られます。それだけ、医療現場で切実な問題になってきていることが、うかがえます。

次は、延命治療の中止についてです。自分自身が不治の病の末期にあり、痛みを伴っており、死期が近い場合、単なる延命治療を「やめるべき」「やめた方がいい」は国民六八%、医師七七%、看護師七八%で、「続けられるべき」は国民一六%、医師一三%、看護師一六%でした。

延命治療をやめるべき・やめた方がいい、と答えた人の中では、「生命が短縮される可能性があっても、痛みなどの緩和に重点を置く」が国民六九%、医師八八%、看護師八七%、以下「積極的な治療を行なわないで、自然に死期を迎えさせる」国民一四%、医師・看護師各一〇%、安楽死を意味する「痛みから解放し安楽になるために、積極的な方法で生命を短縮させる」国民一三%、医師・看護師各一%でした。

末期医療に関する意識調査

年	関心あり	延命治療は中止すべき	延命治療は継続すべき
国民	81%	68%	16%
医師	94%	77%	13%
看護師	96%	78%	16%

厚生省の「末期医療に関する意識調査検討会」調査より

最初の答えは間接的安楽死も含む考えで、一般国民と医療関係者との間には二〇％近い開きがあるのが印象的です。最後の積極的安楽死も一般国民と医療関係者の間には大きな開きがあり、後者の慎重な姿勢が目立ちます。でも、国民にしても安楽死是認は一三％なので、毎日新聞の世論調査で安楽死是認が六七％もあったのはやはり疑問な数字です。

持続的植物状態で治る見込みがない場合については、単なる延命治療を「やめるべき」「やめた方がいい」は全体で七九％、「続けられるべき」は九％でした。先ほどの、不治の病の末期時における延命治療中止とほぼ似た数字になっています。

延命治療の中止などについて生前に書面で意思を明らかにしておくリビング・ウィルについては、「賛成」が国民四八％、医師七〇％、看護師六八％、「賛成だが書面の必要はない」が国民三五％、医師一八％、看護師一九％でした。リビング・ウィルの法制化は、「すべき」が国民四九％、医師五五％、看護師五二％だった半面、「希望を尊重して医師が治療方針を決めればいい」も国民四六％、医師・看護師各四三％ありました。

本人の意思が確認できない場合に家族や後見人が延命治療を拒否したら、それを本人の意思と見てよいか、との質問には、「それでよい」国民三二％、医師二

延命治療をやめるべきを選択した人の選択肢

	痛みの緩和に重点	自然に死を	積極的安楽死
国民	69%	14%	13%
医師	88%	10%	1%
看護師	87%	10%	1%

同右

五%、看護師二七%、「そうせざるをえない」国民二五%、医師三六%、看護師二四%、「その時の状況による」国民三一%、医師二九%、看護師四一%でした。

リビング・ウィルが国民よりも医療関係者の間でより広く浸透しつつある様子がうかがえます。家族らの意思による代行では、医療関係者の方が慎重な姿勢のようです。

［外国の調査］

安楽死や尊厳死に国民の関心が高い国々では、さまざまな調査機関が意識調査を実施しています。国民的議論や法制化の進展状況、民族の文化や歴史、社会状況などによって事情が異なるので、その調査結果が即、日本人の私たちに役立つとは言えません。また、調査主体が安楽死推進・反対の運動と関係していれば当然バイアスがかかりますし、中立的な公的機関が実施したものでも同じ数字についてまったく反対の解釈をしているということも少なくありません。注意深い読み取りが必要です。

インターネットで最新の世論調査がないかリサーチしている中で、いくつか面白い調査結果を入手したので、紹介します。

イングランドとウェールズの自発的安楽死協会のサイトでは、各種世論調査の結果を紹介しています。以下に要点を引用します。

・九七年一〇月に日刊紙『サン』が行なった約三〇〇〇人対象の電話調査では、九七%の人が末期患者には尊厳死する権利があると答えた。

・九六年に英国最大の社会調査機関が独自に実施した調査では、八二%の人が不治の病の患者に対する医師の自殺幇助を認めた。

・米国のギャロップ調査によると、自発的安楽死の法制化に賛成する人は、一九四七年に三七%だったのが、九九年には六一%まで上昇している。

・オーストラリアでは自発的安楽死を認め

リビング・ウィルの是非

	賛成	賛成だが書面は不要	賛成できない	その他	わからない・無回答
国民	48%	35%	3%	1%	14%
医師	70%	18%	4%	3%	6%
看護師	68%	19%	2%	3%	8%

（注・小数点以下は四捨五入）

リビング・ウィルの扱い方

	法制化すべき	希望を尊重して医師が判断	その他	わからない・無回答
国民	49%	46%	2%	4%
医師	55%	43%	1%	1%
看護師	52%	43%	2%	3%

本人の事前意思が確認できない場合の家族意思による代行

	いい	そうせざるをえない	ノー	状況による	その他	わからない・無回答
国民	32%	25%	4%	31%	4%	4%
医師	25%	36%	5%	29%	2%	4%
看護師	27%	24%	4%	41%	2%	3%

る人が、六二年には四七%だったが、九五年には七八%になった。

ロンドンにある「生きる権利」(RIGHT TO LIFE)のサイトでは、イギリスの意見調査会社(ORB)が二〇〇三年四月~五月の二週間に、「ドクターズ・ネットUK」(Doctors. Net. UK)の協力を得て九〇〇〇人の医師と医療専門家(緩和ケア、精神腫瘍学、精神医学、老人医学、一般外科、内科の医師ら)を対象に調査し、九八六人(一一%)から回答を得た結果を詳しく紹介しています。以下は、その内容です。

・五七%の医師が、安楽死を許すようにする法改正に反対している。
・安楽死に反対の医師は六一%、賛成二二%。
・自殺幇助に反対の医師は六〇%。賛成は二五%。
・五六%の医師は安楽死に安全な範囲を設定できないと思っている。反対意見は三七%だった。
・七六%の医師は、法制化されても、安楽死を断るつもりでいる。
・七四%の医師は、法制化されても、自殺幇助を断るつもりでいる。
・安楽死と医師の自殺幇助に反対している英国医療連盟(British Medical

Association）の方針を、五六％の医師は変えるべきでないと思っている。変えるべきとしたのは二八％だった。
・六六％の医師は、ホスピスがもっと発達すれば安楽死への圧力が減ると考えている。反対意見は二二％。
・過去三年間に安楽死を要請されたことは、一回も無いのが四八％、五回以下が三七％、五回～一〇回が一一％、一〇回以上が二％だった。
・過去三年間に患者の家族から安楽死を要請されたことは、五回以下が二三％、五～一〇回が五％、一〇回以上が一％だった。

次は米国の調査です。「ゾグビィ」（Zogby）が二〇〇〇年五月に全米の一〇三一人を対象に実施した調査結果は次の通りです。

「不治の病の痛みある末期になったらどうするか」との質問に、三〇％の人が自然死よりも医師の手で慈悲的最期を迎えるのを望んだが、六四％の人は痛みに耐え抜くことを選んだ。

「モダン・マチュアリティ」（MODERN MATURITY）のサイトでは、ペンシルバニアの国際交流メディア調査会社が全米の四五歳以上の一八一五人に、人生の終末期のケアや治療、死に方に関する恐怖や信念について聞き取り調査した結果を明らかにしています。「年配者のほうが、死ぬことや人生の終末期の苦痛を恐れることが少ない」という出だしの解説文つきで、年齢・性・社会経済的地位別の分析結果を載せています。要点を紹介します。

・「何をいちばん恐れるか」との質問への回答では、「人生の終末期に痛みで苦しむこと」が一番多く、二位が無駄な延命治療だったが、苦痛については四〇歳〜四五歳が六〇％近かったのに、七五歳以上では四〇％を切っている。他の項目も似た傾向を示した。

・全体で約五〇％の人が、末期患者に対する医師の自殺幇助と自発的積極的安楽死の法制化に賛成している。だが、年齢別の安楽死法制化容認率は、四五歳〜五四歳・五四％、五五歳〜六四歳・四九％、六五歳〜七四歳・四七％、七五歳以上・四二％と、年齢が上がるほど率が低くなった。年配者は試練を経て枠が狭まった自分の人生との折り合いを既につけているが、若くて健康に自信がある人たちには自分が能力を失う時のことが想像できないから、という見方も紹介している。
・六七％の人が、医師は患者の余命を正確に予想できると思っているが、各種機関の調査では医師たちにそうした能力はあまりない。医師が予測できると思っている人に、自殺幇助と自発的積極的安楽死の支持者が多い。

サンフランシスコの「ザ・フィールド・ポール」（THE FIELD POLL）では、九九年三月にカリフォルニア全州規模で成人一〇〇五人を対象に実施した電話調査の結果をサイトで発表しています。ここでは七九年以来随時同じ調査をしており、その比較を見ることもできます。結果は次の通りです。

・九一％の人が、無駄な延命治療を拒否する尊厳死の権利を認めている。
・八六％の人が、不治患者の近親者は生命維持装置のスイッチを切ってよいと思っている。
・七五％の人が、不治患者は安楽死を頼む権利があると思っている。
・七二％の人が、自分自身が末期で余命半年のとき、主治医に死ぬのを手助けしてほしいと思っている。
・カトリック教徒は、以前は他宗派の人と異なる投票行動をとっていたが、最近は他宗派の結果に近づいてきている。

以上です。日本の三つの調査では尊厳死に関しては似たような結果が出ています。英米の各種調査でも尊厳死については、日本より一段と高い支持率で同じような結果になりました。安楽死と医師の自殺幇助については、国、調査機関、調査対象、調査方法などでかなりのばらつきがあるようです。でも、それらを通観することで、大まかな全体傾向は読み取れます。安楽死反対側のサイトでは、安楽死と自殺幇助の支持率が頭打ちから低下傾向にあることを強調している記事が多く見られます。少なくとも英米でそのような傾向が出て来ているのか、興味が引かれるところです。

Q25 超高齢社会の日本では、安楽死も必要になるのでしょうか？

景気はどん底、高齢化は超スピードで進むということで、老人の医療費や介護などの社会的負担も大きく増えそうです。安楽死論議は必至でしょうか？

いやな言葉ではありますが、「地獄の沙汰も金次第」と昔から言われるように、安楽死を考える上でも経済的な要素は無視できません。植物状態の人、不治の病の患者を抱える家族にとって、経済面の負担は精神的負担とともにとても重くのしかかってくるものです。これからますます高齢化が進み、二〇二〇年ごろには日本国民の四人に一人強が六五歳以上の高齢者になると推計されています。社会全体の老人医療費はいっそう大きな負担となってきます。

現在でも、二〇〇一年度の日本全体の概算医療費は総計三〇兆四〇〇〇億円で、そのうち老人保健は一一兆一〇〇〇億円（三九％）も占めています。なんと今も四割が老人の医療費なのです。今後はますます、保険制度を支える働き手が減り、高齢者が増えるのですから、保険料を増額し、給付率を引き下げ、高齢者にも負担を

二〇二〇年ごろ

厚生省の九七年一月推計による「日本の将来推計人口」（中位推計）では、二〇二〇年に前期高齢者（六五～七四歳）と後期高齢者（七五歳以上）がほぼ同数の各一六〇〇万人、計三二〇〇万人になる。この後しばらくは前者が減り、後者が増えていっそう老齢化が進む。総人口は減少傾向になるので、日本社会の高齢化率（総人口対六五歳以上人口）は二〇二〇年二七％、二〇五〇年は三二％に達すると見られている。

求めるなど、「効率化」を図り総額を抑制する制度改定が考えられています。

老人の医療費の大きな特徴は、一人当たりのかかった額がダントツに高い点にあります。二〇〇一年度の数字で、全体の平均が二三万九〇〇〇円、サラリーマンら被用者保険の本人一三万四〇〇〇円、家族一二万五〇〇〇円、自営者ら国民健康保険二一万四〇〇〇円なのに対し、老人保健は七五万七〇〇〇円もかかっています。全体平均の三倍以上にもなるのです。

裏返せば、老人医療は「もうかる」のです。それを裏づける証言も少なくありません。東京女子医大助教授だった横山正義《よこやままさよし》は次のように書いています。


「筆者は一ヵ月間生死をさまよって最後に死亡した患者の一ヵ月間の診療費が九〇〇万円となった例を経験している。一日あたり三〇万円の費用であった。医療費の支払い団体である健保組合では、医者のやった治療内容をいちいち点検し、その治療法に納得がゆかぬ場合は治療費を支払わない。しかし、患者が死亡した場合は、死亡前にほどこした治療をすべて認めてくれる慣習がある。これを悪用すると、患者死亡直前には、どんな濃厚治療をやっても、お金はもらえる。医療費のとりはぐれがない、ということになる。『やればやるほど、即、

医者の利益』とでもいったら叱られるであろう」（日本安楽死協会『安楽死論集第2集』人間の科学社）

この本が出たのが一九七七年なので、今から四半世紀ほど前の実態です。ずっと下って一〇年前の九三年に出版された本の中で、保阪正康も似たような指摘をしています。次のくだりです。

「尊厳死というのは、治療を停止するわけだから、患者としてはあまり歓迎されるわけではない。妙な表現になるが、末期医療は末期であるがゆえにくすりを大量に使い、延命装置という医療機器をフルに稼動させることができ、はなはだしいときは死の一ヵ月、二ヵ月前には『延命』をはかるという口実で、一千万円近い医療費を使うことができるのだ」（『安楽死と尊厳死』講談社現代新書）

たぶんこの実態は、今もそれほど大きく変わらないのではないかと推定されます。旧厚生省の九二年度「人口動態社会経済面調査」によると、がん患者が亡くなる前六カ月間にかかった費用は平均で一六一万三〇〇〇円でしたが、五〇〇〇万円以

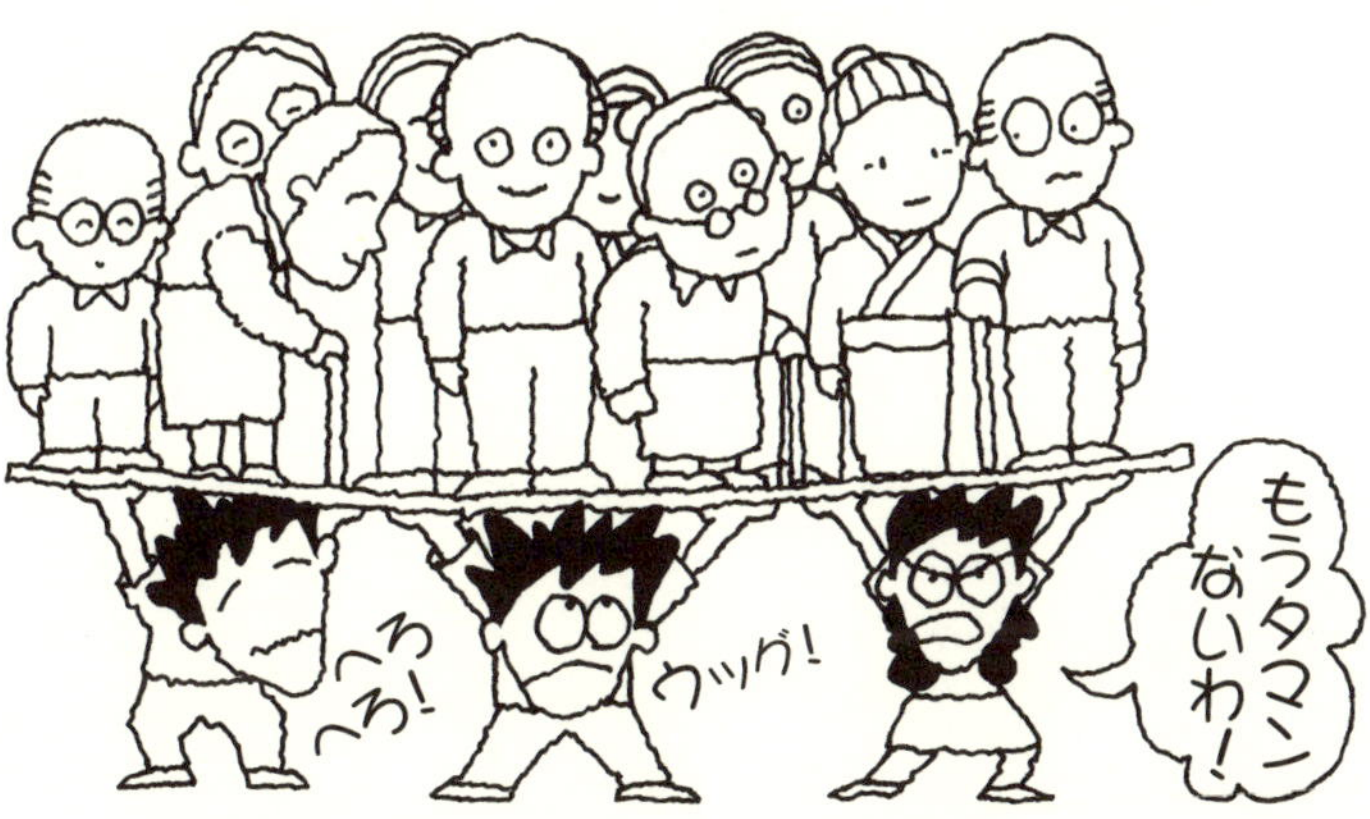

上かかった例も四・九%に上っています。米国で九四年に実施された調査では、米国では一万~二万五〇〇〇人の成人と、四〇〇〇~一万人の子供が遷延性植物状態《せんえんせいしょくぶつじょうたい》にあると推定され、患者一人にかかる費用は平均二万四〇〇〇~一二万ドル(約二六四万~一三二〇万円)といいます(グレゴリー・E・ペンス著、宮坂道夫・長岡成夫訳『医療倫理1』みすず書房)。ごく平均的な末期や植物状態の医療でも、相当な負担であることがわかります。悪徳医にでもひっかかったら、目も当てられないことになります。

末期医療が「儲《もう》かる」という事実は、安楽死を考える場合、賛否両面からの懸念に結びつきます。悪徳医師に儲けさせないためにも、延命治療は早く打ち切ろう、安楽死も必要だという主張がなされるかもしれません。過度な経済負担は、それが極限に近いものになれば、Q22で見たとおり、倫理面でも安楽死が例外的に是認される根拠になりえます。ですから、負担に耐えられない家族が安楽死や治療中止を求めることもありえましょうし、他方で、そうした口実が安易に横行し「滑りやすい坂」を転げ落ちることを警戒する論の根拠にもなります。

事実、私たちは、日頃の医療でも家計の事情に応じて選択をしています。「本当はもっと良い医療を受けさせてあげたいけど、お金がなくて」と断念する例は、け

遷延性植物状態

「遷延」とは長引くこと。積極的な治療をしても意識がない植物状態が続く場合を指す。Q4の「持続的植物状態」と同義。一九七二年に日本脳神経学会が発表した定義では、以下の六項目が三カ月以上続くと「遷延性意識障害者」(植物状態)という。①自力移動ができない、②自力摂食ができない、③し尿失禁、④眼球はかろうじて物を追うこともあるが、認識はできない、⑤声を出しても、意味のある発語はまったく不可能である、⑥目を開け、手を握れなどの簡単な命令にはかろうじて応ずることもあるが、それ以上の意志の疎通《そつう》は不可能である。植物状態の患者を抱えた家族は、五割弱で貧窮《ひんきゅう》を訴え、九割強が精神的負担で困っているという。

っして珍しいことではありません。しかし、高齢化がさらに進む中で、そうした諦めや無力感を増幅させる要素が強まり、同時に安楽死是認への圧力が高まることは警戒しなくてはなりません。

たとえば、高齢者を社会のお荷物視する風潮が強まり、「自助努力」という理屈をつけて高齢者にも医療費の自己負担が強いられる。それでいて、年金の給付額は減り、お年よりの家計はさらに苦しくなる。他方、がん末期などの疼痛をとる緩和ケアがなかなか普及せず、末期患者は痛みに苦しみながら家族や社会への負担も考えて「いっそ死んでしまえば」などと思い込まされる。——これが杞憂《きゆう》に終わってくれればいいのですが、多くの分野で今、社会システムが競争原理を土台にした弱肉強食化へ向かっているのを見るにつけ、こんな懸念が強まってしまいます。

今後の日本で、安易な安楽死推進の動因となりうるのは、大きくは「経済負担」と「苦痛」の二つの要素だと思います。経済負担については、まずは日本経済全体の回復と、困窮した高齢者とその家族に対するセーフティ・ネットの整備が必要でしょう。苦痛については、まずは肉体的苦痛を除去する緩和医療のさらなる普及が重要です。この点について、医師に関する、ちょっと不安な調査結果が出ています。

次に紹介する内容は、旧厚生省の「末期医療に関する意識調査」（九八年六月発表。調査対象医師三二〇四人、回収数一五七七人）によるものです。

がん末期患者などに特有の疼痛を取る方法に「WHO方式疼痛治療法」（↓Q1脚注）があります。医師でこれについて、「あることを知っている」二八％、「内容をある程度知っている」三〇％、「内容をよく知っている」一五％、「知らない」二四％でした。「内容をよく知っている」医師でなければ実際に患者に実行はできませんから、この回答結果ははなはだ心もとないものです。八六年に世界に向けて公表されたWHO方式が、日本ではまだまだ浸透していないことがよくわかります。

末期医療について「悩みや疑問を感じた経験はありますか」という質問に対しては、「頻繁《ひんぱん》に感じる」三三％、「たまに感じる」五八％の、合わせて九割もの医師が何らかの悩みなどを持っていました。その中身は、「病名・病状の説明」が七〇％でトップ、「痛みをはじめとする症状の緩和」も四五％ありました。WHO方式という良い方法があるのにきちんと知らない、その結果、痛みの緩和もきちんとなされていない、という現状がありそうです。

これより少し前の旧厚生省調査が、これを裏づけています。「終末期がん患者の苦痛緩和に関する研究班」が九〇年に全国四〇一病院に対して実施したアンケート

WHO方式疼痛治療法

WHO（世界保健機構）が八六年に出した指針に基づく、がんの痛みの治療法。モルヒネをはじめ、どの国でも入手しやすい薬を用い、三段階の処方から成り立つ。①痛みがあれば直ちに鎮痛薬を経口投与する、②痛みがなくなるまで、非オピオイド—弱オピオイド—強オピオイドの各鎮痛薬を段階的に選択し、投与する——という内容で、これによりがんの疼痛は九〇％前後除去できるという。

調査では、入院がん患者約四万人のうち、何らかの鎮痛対策を受けている患者はわずか三〇％で、十分な鎮痛効果が得られているのはそのうちの四七％（完全除痛率）に過ぎませんでした。この完全除痛率は末期患者が最も低く三八％で、他方、末期患者の疼痛出現率は七四％に上ったので、結局、全末期患者の半数近く（七四％×六二％×一〇〇）が疼痛を抱えたまま終末期を過ごしていることがわかりました。

日本で打ち出されている安楽死の要件には、必ず「肉体的苦痛」が入っています。安易な安楽死を横行させせないようにするには、肉体的苦痛の除去に最大限の努力をすることが、第一に要請されます。それと同時に忘れてならないのは、心のケアです。末期医療に関わる医療関係者が強調するのは、患者の心の在りようが肉体的苦痛を増しもすれば軽減もするという事実です。

何か良いこと、楽しいこと、明日へ希望がつなげられること、日々の充足感などがあれば、苦痛も紛れます。医師や看護師の心ある声かけやケアがなされ、信頼関係のある医療体制なら、患者の心も休まることでしょう。ところが、仕事や家族の将来への心配を抱え、自身の存在そのものにも社会的・霊的レベルでの不安などを抱え、医療側のケアもおざなりだったら、苦痛はいっそう増すことでしょう。

今後一〇年、二〇年間の日本を想像すると、高齢者や病人を取り巻く状況にマ

社会的・霊的レベルの不安

社会的レベルの不安についてはQ20の脚注「社会的な死」を参照。霊的な不安や苦痛は英語で「Spiritual Pain」と言われる。「霊的」と訳すと、宗教的な意味合いを帯びて受け取られることが多く、実際に宗教的側面で議論されることも少なくない。しかし、どの宗派に属そうが、あるいは何の宗教も信じない人にも、死に際してこのレベルでの問題があると見られている。つまり、自分の死後がどうなるのかという問題であり、信心のある人は輪廻転生《りんねてんせい》や天国での処遇が気になろう。またそのためにも、生きている間に犯した罪を臨終の前に反省し、罪から解放されておきたいと願う人もいる。物理的な肉体の死、社会的存在の消滅に加えて、この霊的苦痛が最近、よく論じられる。

イナスの要素が増え続けることが、残念ながら予想できます。であればなおさら、安易な安楽死の推進を加速させないよう、社会全体で取り組む必要があります。少子高齢化の行き着く先が、独居老人の孤独な死、退廃した医療現場での安易な安楽死の激増であっては、絶対になりません。

Q26 最後に、安楽死に対するあなた自身の意見を教えてくれますか？

安楽死の歴史や議論の中身はわかりました。でも、現実に直面したとき、どう考えたらいいのか迷います。参考までに筆者の意見が知りたいです。

命にかかわること、それも極限状況における生の人為的終焉という問題は、ここまでに見てきたとおり、本当にさまざまな問題をはらんでいます。ですから、軽々しい断定をひかえるべきことが多いように思います。

でも、問題が一個人レベルではなく、法律という社会のルール、システムに関わるレベルのこととなれば、より幅広い議論の積み上げが必要です。個人と社会システムというこの二つのレベルの峻別《しゅんべつ》を、しっかりとつけながら考えてゆくことが大事だと思います。

個人の、とりわけ感情の問題としては、医師による自殺幇助（以下、「自殺幇助」）と安楽死に同情し、追認したくなることがあります。今、日本で大きな社会問題となっている自殺にもさまざまな事情があり、多くの場合、自らの命を絶って先立っていった人々をいたずらに責める気には到底なれません。「尊厳死」ということばをその字義通りの「尊厳ある死」という最広義で捉えれば、自殺者の中にも「尊厳死」をされた人たちがいるのではないか、と私は個人的に思っています。一部の「安楽死先進国」で現実に実行されている自殺幇助と安楽死の中にも、肯定的に捉えてあげたい事例が少なくないことでしょう。

個人レベルの問題ではこんな気持をもっていることをあえて表明した上で、次の社会システムの問題に移ります。安楽死肯定論者たちは、論の前提に自殺の肯定を置きます。そして、自殺を肯定するならば、当然、自殺幇助と安楽死も肯定せざるを得ないはずだ、と論を進めます。しかし、私は自殺を「事後追認」的に認めはしますが、そのことが自殺幇助・安楽死の肯定には結びつきません。この両者の間には画然とした質的な差があると思うからです。

死ぬ本人が決意から実行までのすべてを一人で行なう自殺はまったくの個人的行為ですが、他者が介在する自殺幇助と安楽死は、「他者が介在する」という事実ゆえに「社会性」を帯びてきます。もちろん、そこには本人一人では実行し得ないさまざまな事情があってのことでしょうが、その中身に入ることなく行為の態様で線引きせざるを得ないと考えます。それが今の社会の基本的認識であるので、これを変更するなら、社会そのものの組み立ても変えなくてはならなくなることでしょう。

ですから、安楽死肯定論者たちが自殺を認め、その延長線上で安楽死を肯定するのは間違っていないにしても、だからといって自殺を認めたら自動的に安楽死も肯定することにはならないはずです。この点をまず、指摘しておきます。

次に、社会レベルで安楽死を肯定するか否かということは、とりもなおさず法制化して実行者を免罪するべきか否かを意味します。この点について、結論を先に申し上げれば、自殺幇助と安楽死の法制化はすべきでないと思っております。次のような理由からです。

第一点は、どちらも極限の例外的状況において起きることなので、例外状況はあくまで例外として個々のケースの事情を勘案して処理すべきである、と考えるからです。法律の形をとって、それに該当する事例が起きることを予め想定し、定型的に規定しておく必要はないと思います。ですから、不幸にして該当事例が発生した場合には、現行通り、まずは殺人罪や自殺関与罪が疑われます。次いで、罰すべきか否かは、そこに違法性や有責性《ゆうせきせい》の阻却事由《そきゃくじゆう》があるか否かを判断して決めるべきでしょう。

次は、医療の現状からの反対です。そもそも医師の資質に欠ける人材が大量に医師になっていること、末期医療など「死」を取り込んだ医療に関する医学教育が貧困なこと、それらの結果、医療過誤や医療倫理にもとる事件が頻発《ひんぱつ》していること、WHO方式を含む末期患者へのペインクリニックがなかなか普及していないこと、インフォームド・コンセントなど患者の権利を尊重する原理が日常医療でないがしろにされていること——などのおぞましい実態があります。こうした実態の改善がないまま、安楽死が法制化され、実行医師が免責されるようなことになれば、正直、何が起こるか保証の限りではありません。

安楽死法制化の前にやっておかなくてはならないことが、日本の医療現場には山積しています。オランダでは伝統的な家庭医制度が浸透しており、患者と医師との間のスムーズな意思疎通、信頼関係が日常的に築かれているといいます。こんな前提があれば、問題の捉え方が変わってくるのかもしれませんが、残念ながら日本の現状は目を覆うばかりです。臨終に際しての「死に方」だけをクローズアップして「安楽」だとか「尊厳」だとか論ずる前に、生きている間の日常医療をこそ、何よりも充実させてほしいものです。

第三点は、「滑りやすい坂」論に、あえて乗って反対をします。安楽死推進論者の中には、米国やオランダの例を挙げて、「どこに坂を滑った証拠があるのか」と主張する人がいます。私は証拠があると思っておりますが、百歩譲って水掛け論だとしても、「滑りやすい坂」論は危険に対する警鐘の役割を果たしていると思います。人の生き死にに関わる問題である以上、警鐘を鳴らし続けて悪いことはありません。わずかな危険の芽でも見逃さずに、それをみんなで議論し、検証してゆくことが大事です。オランダではかなり念入りなガイドラインがありながら実際には守られなかったのですから、やはり「滑りやすい坂」論は必要だと思います。

第四点は、外国の先進例は日本のモデルにはならないという観点からの反対です。欧米には、キリスト教に裏打ちされた、徹底した個人主義が存在します。子育てでも個人の自立・自律が強調され、かつ尊重されています。その上での「自己決定権」なのです。ぬるま湯的な集団主義の中で育つ日本人に、その原理をそのまま適用しようとすれば、どこかに歪みが生じるはずです。たとえば、建て前で「自己決定権」ゆえに安楽死が許されるべきだ、として制度化されたとして、しかし実態は集団主義から抜け出せず、結局は周囲の暗黙の圧力で安楽死を「自己決定」させられるとしたら、それは強制に他ならず、別の悲劇を生みます。がんの告知が本人よりも家族に先になされ、脳死臓器移植、尊厳死などの世論調査や各種審議会報告などに、本人意思の確認ができない場合には家族の意思による代行を認めるような文言が目立つのが日本の現状です。

彼我の文化や社会システム、歴史、人情などの違いを無視して、なんでも「欧米崇拝」するのは間違いです。米国各州、オランダなどの先進例にはそれぞれの歴史的経過があります。それは本書でも概観してきたところです。そうした背景の違いを十二分に勘案した上で、日本の制度は自分たちで決めてゆくべきでしょう。現状では、日本にそのまま輸入できる先進例はない、というのが私の考えです。明治維新以来の欧米コンプレックスから抜け出せないのが日本人、日本社会ですので、自重すべき点です。

第五点は、私たち各人が自分なりの死生観を持っていないことです。この問い直しなくして、安楽死の制度化論議はありえないと思います。この根底部分が不在ならば、論議は単なる技術論、システム論になってしまいます。どう死ぬかはどう生きるのかと背中合わせのことなのに、なぜか私たちは「生老病死《しょうろうびょうし》」の「老病死」には目をふさぎ、見せかけの幸福や享楽ばかりを追い求めている気がします。

たとえば、日々のテレビ番組を見てみれば、そのことは如実《にょじつ》にわかります。物事の本質に迫る、人生の喜怒哀楽を正面からとらえ、視聴者にじっくりと考えさせてくれる番組がどれだけあることでしょう。マスコミからファッションの流行、レジャー産業の繁栄など、あらゆる分野でそんなお手軽な風潮が浸透しています。

憂慮すべきことに、その陰で生命軽視が進んでいます。極限の例外措置としての安楽死は、その実行に追い込まれる前に、安楽死する本人の人生と生命が十分に尊重され、あらゆる回避措置がとられたにもかかわらず、なお苦痛を除去できず、命と引き換えにせざるを得なかったケースに限られるべきです。つまりは、個々人の生命が最大限に尊重されることが現実となっている社会だけに許されるのが、実は安楽死論議なのかもしれません。まことに逆説的な話になってしまいますが、この点からも今の日本社会は論議する資格にさえ欠けているのではないでしょうか。

今後の具体的課題を挙げれば、まず目指すべきは現実の日常医療のあり方の根本的改革だと思います。安楽死に関わる部分では、末期医療における全人医療の徹底、とりわけペイン・クリニックの十二分な普及、ホスピス運動のさらなる発展が望まれます。そして、安楽死を望む原因となる「苦痛」の徹底除去を医療技術面で実現してほしいものです。肉体的苦痛が確実に除去できれば、安楽死の最大の要件自体が消滅してしまうのですから。さらに、患者を精神的に孤立させないケアと社会風土の醸成、セーフティ・ネットの整備も必要でしょう。これらがあれば、自殺

安楽死法制化以前に問題山積みの病院（イメージ画像）

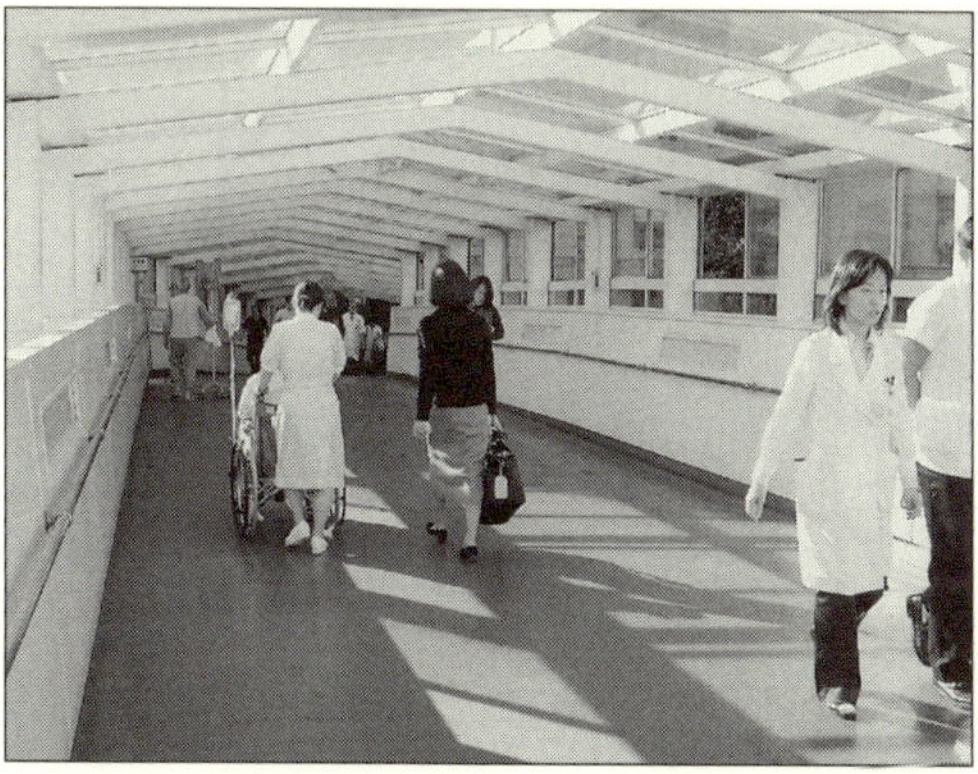

者も減少させられるはずです。

　最後に狭義の尊厳死（治療の中止）についても触れておきます。これは今では国際的にも是認されています。私も、こうした流れを歓迎します。米国では法制化もされていますが、日本では不要だと思います。日本の医療現場でリビング・ウィルを尊重する空気が確実に育っており、深刻なトラブルもほとんどなさそうです。法制化によるのではなく、こうした実践の積み上げを通じて社会の常識としてゆくことで十分だろう、と思うからです。

資料

『プロブレムQ&A 許されるのか？安楽死』参考文献一覧

〔和書〕

阿南成一『安楽死』弘文堂法学選書

五十子敬子『死をめぐる自己決定について』批評社

NHK人体プロジェクト編『安楽死――生と死を見つめる』日本放送出版協会

太田典礼『安楽死のすすめ』三一書房

太田典礼・田村豊幸編『ガンと安楽死』人間の科学社

大井玄『終末期医療』弘文堂

甲斐克則『安楽死と刑法』成文堂

加賀乙彦編著『素晴らしい死をむかえるために――死のブックガイド』太田出版

黒柳弥寿雄『尊厳死を考える』岩波書店

厚生省健康政策局総務課監修『21世紀の末期医療』中央法規

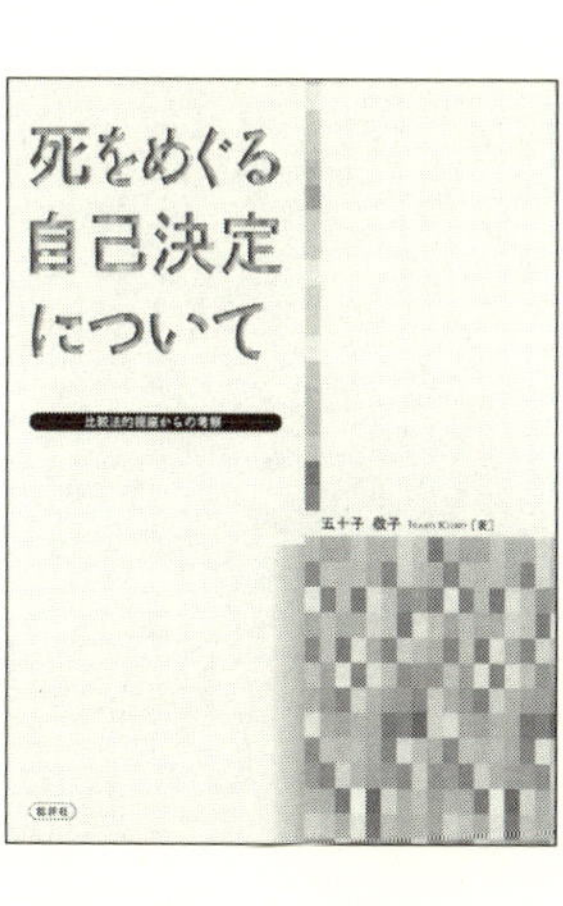

厚生省大臣官房統計情報部編『働き盛りのがん死』南江堂
坂井昭宏編著『安楽死か尊厳死か』北海道大学図書刊行会
鯖田豊之『生きる権利・死ぬ権利』新潮選書
清水昭美『増補　生体実験』三一書房
ジャネット・あかね・シャボット著、星野一正監修『自ら死を選ぶ権利』徳間書店
生命倫理と法編集委員会編『資料集　生命倫理と法』太陽出版
関根清三編『死生観と生命倫理』東京大学出版会
立岩真也『弱くある自由へ』青土社
立山龍彦『自己決定権と死ぬ権利』東海大学出版会
中山研一・石原明編『資料に見る尊厳死問題』日本評論社
日本安楽死協会編『安楽死とは何か――安楽死国際会議の記録』三一書房
日本安楽死協会編『安楽死論集第1集～第10集』人間の科学社
日本尊厳死協会監修『自分らしい終末『尊厳死』』法研
保阪正康『安楽死と尊厳死』講談社現代新書
星野一正『医療の倫理』岩波新書
星野一正編著『死の尊厳――日米の生命倫理』思文閣出版

松田道雄『安楽死』岩波ブックレット
松田道雄『安楽に死にたい』岩波書店
水野肇『インフォームド・コンセント』中公新書
宮川俊行『安楽死の論理と倫理』東京大学出版会
宮川俊行『安楽死と宗教――カトリック倫理の現状』春秋社
宮野彬『安楽死から尊厳死へ』弘文堂
三輪和雄『安楽死裁判』潮出版社
盛生倫夫監修、青地修編『最新医療と倫理』へるす出版
山口研一郎編『操られる生と死――生命の誕生から終焉まで』小学館
山名正太郎『安楽死』弘文堂

〔翻訳書〕
B・D・コーレン著、吉野博高訳『カレン　生と死』二見書房
H・T・エンゲルハート他著、加藤尚武・飯田亘之編『バイオエシックスの基礎』東海大学出版会
グレゴリー・E・ペンス著、宮坂道夫・長岡成夫共訳『医療倫理1』みすず書房
ジャック・キボキアン著、松田和也訳、『死を処方する』青土社

チャールズ・F・マッカーン著、杉谷浩子訳『医師はなぜ安楽死に手を貸すのか』中央書院
デレック・ハンフリー著、田口俊樹訳『ファイナル・エグジット——安楽死の方法』徳間書店
ハーバート・ヘンディン著、大沼安史・小笠原信之共訳『操られる死』時事通信社
ラニー・シェイヴルスン著、三浦彊子訳『最後に死のやすらぎを』草思社
リサ・ベルキン著、宮田親平訳『いつ死なせるか』文藝春秋

〈著者略歴〉

小笠原信之（おがさわら　のぶゆき）

新聞記者を経てフリージャーナリスト。1947年、東京都生まれ。北海道大学法学部卒業。医療・生命、環境、原子力、労働、アイヌ差別などの問題に関心をもち、著述活動を続けている。著書に『「がん」を生きる人々』（時事通信社）『看護婦ががんになって』（共著、日本評論社）『プロブレムQ＆A　ガン“告知”から復帰まで』（緑風出版）『アイヌ近現代史読本』（同）『塀のなかの民主主義』（潮出版社）など、訳書に『がんサバイバル』（緑風出版）『操られる死』（共訳、時事通信社）などがある。

プロブレムQ＆A

許《ゆる》されるのか？ 安楽死《あんらくし》

［安楽死・尊厳死・慈悲殺］

2003年11月20日　初版第1刷発行　　定価1800円十税

著　者　小笠原信之©
発行者　高須次郎
発行所　緑風出版
〒113-0033　東京都文京区本郷2-17-5　ツイン壱岐坂
〔電話〕03-3812-9420　〔FAX〕03-3812-7262　〔郵便振替〕00100-9-30776
〔E-mail〕info@ryokufu.com
〔URL〕http://www.ryokufu.com/
装　幀　堀内朝彦
組　版　R 企 画　　印　刷　モリモト印刷・巣鴨美術印刷
製　本　トキワ製本所　　用　紙　大宝紙業　　E3000

ISBN4-8461-0313-7　C0336

●プロブレムQ&Aシリーズ

プロブレムQ&A
アイヌ差別問題読本
［シサムになるために］
小笠原信之著
A5判変並製
二六八頁
1900円
二風谷ダム判決や、九七年に成立した「アイヌ文化振興法」など話題になっているアイヌ。しかし私たちは、アイヌの歴史をどれだけ知っているのだろうか？　本書はその歴史と差別問題、そして先住民権とは何か、をやさしく解説。

アイヌ近現代史読本
小笠原信之著
A5判並製
二八〇頁
2300円
アイヌの歴史、とりわけ江戸末期から今日までの歴史をやさしく書いた本は、ほとんどない。本書は、さまざまな文献にあたり、日本のアイヌ支配の歴史、アイヌ民族の差別との闘い、その民族復権への道程を分かりやすく書いた近現代史。

プロブレムQ&A⑩
ガン　告知から復帰まで
［疑問と不安　完全ケア］
小笠原信之著
A5判変並製
一六四頁
1700円
あなた、あるいは家族がガンと〝告知〟された時、どうすればいいのか。告知・治療・痛みについて、またホスピス、社会復帰・保険と費用、自助・支援組織など、ガン闘病に関する疑問と不安のすべてにQ&Aで応える。

がんサバイバル
［生還者たちの復活戦］
S・ネッシム／J・エリス共著、小笠原信之訳
四六判上製
三〇二頁
2200円
がん治癒率はいまや五割を越えている。その体験者たちが抱えているストレスや、再発の恐怖、社会復帰の障害への立ち向かい方を、アメリカで大反響と共感を呼んだ自助・支援グループの創設者である著者が示す、初めての〝生還〟ガイド。

がん患者が共に生きるガイド
柚原君子著
A5判並製
二一二頁
2000円
がんは寛解率（一時的に治る事）も50％をこえ、がんと共に生きていく時代になった。すべてのがん患者のためにがん患者会をレポート。はじめてのアンケート調査をもとに全国の患者会を紹介。がんで悩むすべての人のためのガイド！

私こそ私の主治医

橋本行生／多々良克志共著

四六判並製
二六八頁
2200円

臨床医の著者が現代日本の医療の問題点を踏まえ、ガンに対する免疫療法を中心に、自らの意志や力で諸病を予防・治療するための考え方、ガンに備える生活術、その他有用な民間療法等について、診療上の具体例を示しながら述べた書。

プロブレムQ&A
「たばこ病」読本
［禁煙・分煙のすすめ］

渡辺文学著

A5判変並製
一八六頁
1500円

現在海外の多くの国で、たばこ会社は「公害企業」「犯罪企業」と位置づけられ、「現代の死の商人」と呼ばれ厳しく社会的責任を追及されている。本書は、世界の趨勢に20年以上も遅れているという日本のたばこ事情の問題点を解説する。

プロブレムQ&A
55歳からの生き方教室
［高齢者時代をのりきる40問40答］

マインド21著

A5判変並製
二二四頁
1800円

「もっと働きたい」「悠々自適の生活をしたい」「健康が不安」などと老後への思いはさまざま。でもそのための準備はしていますか？　健康や生きがい、死の問題から年金・保険・財産管理まで、気になるテーマを総ざらえ。

プロブレムQ&A
バリアフリー入門
［誰もが暮らしやすい街をつくる］

もりすぐる著

A5判変並製
一六八頁
1600円

街づくりや、交通機関、住まいづくりでよく耳にする「バリアフリー」。誰でも年を取れば日常生活に「バリア」を感じることが多くなる。何がバリアなのか、バリアをなくす＝バリアフリーにはどうすればいいのかを易しく解説。

プロブレムQ&A
「障害者」と街で出会ったら【増補改訂版】
［通りすがりの介助術］

もりすぐる著

A5判変並製
二二四頁
1800円

最近はひとりで街にでかける「障害者」をよく見かける。「障害者」が生活しやすいバリアフリーな社会をつくるための知恵と、介助方法を紹介する。今回新しく、内部障害、難病の人との接し方などを増補し、全面増補改訂した最新版！

プロブレムQ&A
どう超えるのか？　部落差別
［人権と部落観の再発見］

小松克己・塩見鮮一郎著

A5判変並製
二四〇頁
1800円

部落差別はなぜ起こるのか？　本書は被差別民の登場と部落の成立を歴史に追い、近代日本の形成にその原因を探る。また現代社会での差別を考察しつつ、人間にとって差別とは何であるのかに迫り、どう超えるかを考える。

プロブレムQ&A
同性愛って何?
［わかりあうことから共に生きるために］
伊藤　悟・大江千束・小川葉子・石川大我・簗瀬竜太・大月純子・新井敏之著
A5判変並製　二〇〇頁　1700円

同性愛ってなんだろう? 家族・友人としてどうすればいい? 社会的偏見と差別はどうなっているの? 同性愛者が結婚しようとすると立ちはだかる法的差別? 聞きたいけど聞けなかった素朴な疑問から共生のためのQ&A。

プロブレムQ&A
性同一性障害って何?
［一人一人の性のありようを大切にするために］
野宮亜紀・針間克己・大島俊之・原科孝雄・虎井まさ衛・内島　豊著
A5判変並製　二六四頁　1800円

戸籍上の性を変更することが認められる特例法が今国会で可決された。性同一性障害は、海外では広く認知されるようになったが、日本はまだまだ偏見が強く難しい。性同一性障害とは何かを理解し、それぞれの生き方を大切にするための書。

プロブレムQ&A
在日「外国人」読本［増補版］
［ボーダーレス社会の基礎知識］
佐藤文明著
A5判変並製　一八四頁　1700円

そもそも「日本人」って、どんな人を指すのだろう? 難民・出稼ぎ外国人・外国人登録・帰化・国際結婚から少数民族・北方諸島問題など、ボーダーレス化する日本社会の中のトラブルを総点検。在日「外国人」の人権を考える。

プロブレムQ&A⑫
在日韓国・朝鮮人読本
［リラックスした関係を求めて］
梁泰昊著
A5判変並製　一九六頁　1800円

世代交代が進み「在日を生きる」意識をもち行動する在日韓国・朝鮮人が増えている。強制連行や創氏改名などの歴史問題から外国人登録や参政権などの生活全般にわたる疑問に答え、差別や偏見を越えた共生の関係を考える。

プロブレムQ&A
個人情報を守るために
［瀕死のプライバシーを救い、監視社会を終わらせよう］
佐藤文明著
A5判変並製　二五六頁　1900円

I・T時代といわれ、簡単に情報を入手できる現在、プライバシーを護るにはどうしたらよいか? 本書は人権に関する現状や法律を踏まえ、自分を護るための方法や、個人情報保護法案の問題点などをわかりやすく解説する。

プロブレムQ&A
戸籍って何だ
［差別をつくりだすもの］
佐藤文明著
A5判変並製　二六四頁　1900円

日本独自の戸籍制度だが、その内実はあまり知られていない。戸籍研究家と知られる著者が、個人情報との関連や差別問題、外国人登録問題等、幅広く戸籍の問題をとらえ返し、その生い立ちから問題点までやさしく解説。